Jubran Mohammed Abdulrahman

O papel da nanoclorofila na terapia do cancro da mama

Jubran Mohammed Abdulrahman

O papel da nanoclorofila na terapia do cancro da mama

Imprint

Any brand names and product names mentioned in this book are subject to trademark, brand or patent protection and are trademarks or registered trademarks of their respective holders. The use of brand names, product names, common names, trade names, product descriptions etc. even without a particular marking in this work is in no way to be construed to mean that such names may be regarded as unrestricted in respect of trademark and brand protection legislation and could thus be used by anyone.

Cover image: www.ingimage.com

This book is a translation from the original published under ISBN 978-613-9-91588-0.

Publisher:
Sciencia Scripts
is a trademark of
Dodo Books Indian Ocean Ltd. and OmniScriptum S.R.L publishing group

120 High Road, East Finchley, London, N2 9ED, United Kingdom
Str. Armeneasca 28/1, office 1, Chisinau MD-2012, Republic of Moldova, Europe
Printed at: see last page
ISBN: 978-620-5-64441-6

LISTA DE CONTEÚDOS

Dedicação

Este trabalho é dedicado aos meus pais, à minha família

Jubran Mohammed Abdulrahman

RECONHECIMENTO

"Obrigado à ALLAH **pela realização deste trabalho"**

Sinceramente, posso exprimir ao **Prof. Dr. Gihan Hosny Abd Elsamie** *Professor de Saúde Pública e Medicina do Trabalho, Divisão de Saúde Ambiental, Departamento de Estudos Ambientais, Instituto de Estudos de Pós-Graduação e Investigação, Universidade de Alexandria, o meu profundo agradecimento e grande apreço por sugerir o ponto de pesquisa, supervisionar o meu trabalho de investigação, cooperação ilimitada e grande cuidado ao longo do trabalho, discussões frutuosas, apoio contínuo, aconselhamento aguçado, revisão da tese, e incessante encorajamento durante o trabalho.*

Gostaria de agradecer ao **Dr. Samir Ali Abd El-karem,** *Professor de Química Médica Aplicada, Instituto de Investigação Médica, Universidade de Alexandria, por ter participado na sugestão do ponto de pesquisa, a sua ajuda contínua e apoio gentil durante a parte experimental do estudo, supervisão do paciente, cooperação ilimitada e grande cuidado ao longo de todo o trabalho.*

Gostaria de agradecer a todos os membros do pessoal e pessoal do Departamento de Estudos Ambientais por me ajudarem a realizar este trabalho.

LISTA DE ABREVIATURAS

AIs	:	Aromatase Inhibitors
ALT	:	Alanine Aminotransferase
AST	:	Aspartate Aminotransferase
bFGF	:	basic Fibroblast Growth Factor
CAT	:	Catalase
CHL	:	Chlorophyll
DD	:	Deionized Distilled
DEPC	:	Diethylpyrocarbonate
EAC	:	Ehrlich ascites carcinoma
EGF	:	Epidermal Growth Factor
ER	:	Estrogen Receptor
FA-NGO	:	Folic acid -nanographene oxide
GGT	:	Gamma-Glutamine transferase
GO	:	Graphene oxide
GR	:	Glutathione Reductase
GST	:	Glutathione-S-Transferase
HC	:	High Control
HIFU	:	High-intensity focused ultrasound
HPV	:	Human Papillomavirus
HER2	:	Human Epithelial growth factor Receptor
IP	:	Intraperitoneally
IRL	:	Infrared laser
LED	:	Light emitting diodes
MDA	:	Malondialdehyde
MMPs	:	Matrix Metalloproteinases
NGO	:	Nanographene oxide
PDGF	:	Plateletd Derived Growth Factor
PDT	:	Photodynamic Therapy
PlGF	:	Placental Growth Factor
PR	:	Progesterone Receptor
ROS	:	Reactive oxygen species
SDT	:	Sonodynamic Therapy
SOD	:	Superoxide dismutase
SPCA	:	Society for the Prevention of Cruelty to Animals.
SPDT	:	Sonophotodynamic Therapy

TAC	:	Total Antioxidant Capacity
TMIR	:	Tumor Mass Inhibition Ratio
TVGR	:	Tumor Volume Growth Ratio
UV	:	UV-transparent plastic
UVIP	:	Ultraviolet
XO	:	Xanthine oxidase

1. INTRODUÇÃO

1.1. Fundamentos da Biologia do Tumor

A causa mais comum de tumores primários é a mutação genética de uma ou mais células, resultando numa proliferação descontrolada. As células mutantes têm uma vantagem proliferativa sobre as células saudáveis vizinhas e são capazes de formar uma massa crescente. A razão para esta vantagem não é necessariamente um aumento da taxa de proliferação, mas pode, em alguns casos, ser uma diminuição da taxa de mortalidade.[1] Por exemplo, uma das principais funções dos genes supressores de tumores como o P53 é induzir a apoptose (morte celular programada) nas células danificadas. A perda do P53, o gene mais comummente mutado em células tumorais humanas,[2] permite assim a propagação do ADN danificado.[1]

Se as células mutantes permanecerem contidas dentro de um único aglomerado, com um limite bem definido que as separe das células normais vizinhas, diz-se que o tumor é benigno, e a remoção cirúrgica irá muitas vezes proporcionar uma cura completa. No entanto, se as células tumorais forem misturadas com células normais e tentarem invadir o tecido circundante, o tumor é descrito como maligno.[3] A figura 1.1 mostra esquematicamente a diferença entre um tumor benigno e um tumor maligno; apenas um tumor maligno constitui um cancro. Neste caso, não é garantido o sucesso da cirurgia porque o tumor não possui um limite bem definido e a presença de uma única célula mutante poderia ser suficiente para regenerar a colónia tumoral.[1]

A saída de células mutantes do local primário representa a transição do crescimento in situ para o invasivo e é um evento chave na progressão do cancro. A entrada subsequente de células tumorais na corrente sanguínea ou sistema linfático permite o acesso a partes remotas do corpo e pode levar à formação de tumores secundários (metástases), tornando o tratamento muito difícil.[4]

Os cancros são categorizados segundo o tipo de célula de onde provêm. Os que surgem das células epiteliais (células que cobrem a superfície externa do corpo e revestem as cavidades internas) são chamados carcinomas e são de longe a forma mais comum de cancro. As que surgem de células musculares ou tecido conjuntivo são chamadas sarcomas, enquanto os cancros que surgem de células hemopoiéticas (precursor de todas as células sanguíneas) são chamados leucemia.[1]

Os tumores são adicionalmente classificados pelos seus tecidos de origem (por exemplo, os carcinomas podem ter origem no peito, pele, pulmão, cólon, etc.) e os cancros com origem em diferentes tipos de tecidos ou células comportam-se geralmente de forma muito diferente. De facto, diz-se frequentemente que o cancro não é, na realidade, uma doença mas uma classe de doenças diferentes com as características comuns de proliferação excessiva de células e invasão de tecidos.

[1] É a combinação destas características que torna os cancros tão perigosos: uma única célula mutante que não tenha uma doença proliferativa é inofensiva; do mesmo modo, uma população de células anormalmente proliferantes que não invade os tecidos circundantes é facilmente tratável. [3]

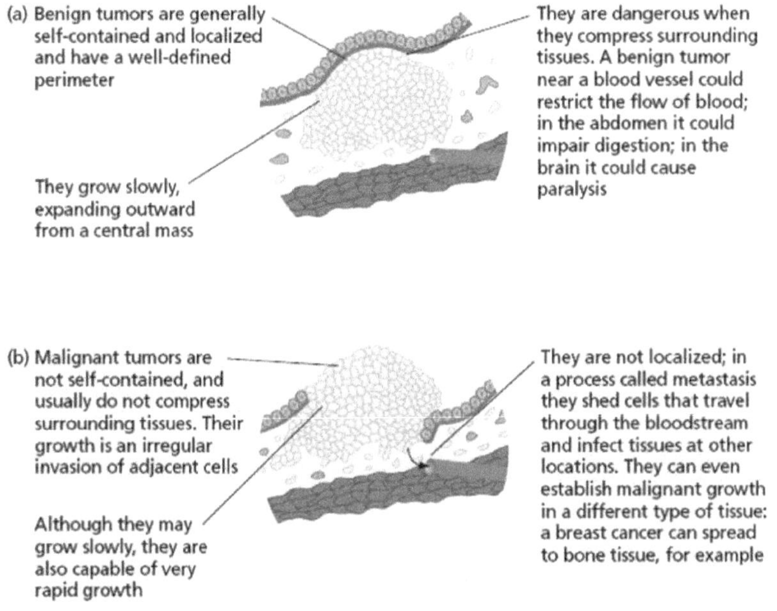

Figura 1.1. Cancros benignos vs. malignos, (a) um tumor benigno e (b) um tumor maligno.[1]

As células tumorais formam normalmente um aglomerado em crescimento contínuo, que depende da difusão passiva para o fornecimento de oxigénio e nutrientes e para a remoção de produtos residuais. [5] A necessidade de nutrientes do tumor cresce em proporção ao seu volume, mas a sua capacidade de absorver substâncias difusoras do tecido circundante é proporcional à sua área de superfície. Isto impõe um tamanho máximo para o qual o tumor pode crescer antes de apresentar uma deficiência de nutrientes.

Algumas das células tumorais (geralmente as que se encontram no centro do tumor, onde os níveis de nutrientes estão no seu ponto mais baixo) não terão nutrientes suficientes para continuar a proliferar e ficarão quiescentes. Se o fornecimento de nutrientes não for melhorado, a necrose (morte celular causada por nutrição insuficiente ou lesões) instalar-se-á, levando ao desenvolvimento de um núcleo necrótico de células mortas.[6] O tumor desenvolve assim uma estrutura de três camadas: um núcleo necrótico, rodeado por uma camada de células quiescentes, que por sua vez está rodeado por uma fina borda proliferadora.[7]

No tratamento do cancro, a existência da camada quiescente apresenta um problema para tratamentos, tais como a quimioterapia, que se baseiam na administração intravenosa de um agente tóxico para as células proliferantes.[1] A camada proliferante pode ser erradicada, mas as células por baixo não serão afectadas e sairão da quiescência para se tornarem células proliferantes.[5] Além disso, a utilização de um agente também eficaz contra as células quiescentes pode não ser uma melhoria porque estas células não têm bom acesso a substâncias na circulação, esta é a principal razão pela qual estão quiescentes, e a maior parte da droga será absorvida pelas células proliferantes.[1] A administração continuada de tais drogas não é possível devido aos efeitos secundários, pelo que nada impede que as células quiescentes se restabeleçam como jante de proliferação viável.[5]

Um tumor pode persistir num estado de difusão limitada, geralmente não superior a 2mm de diâmetro,[8] com a proliferação celular equilibrada pela morte celular, durante muitos meses ou anos. Raramente causa danos significativos nesta fase dormente, e muitas vezes não é detectado.

Um tumor pode, contudo, emergir da dormência induzindo o crescimento de novos vasos sanguíneos, um processo denominado angiogénese ou neovascularização.[8] Este processo permite que o tumor progrida do estado avascular (sem vasos sanguíneos) para o vascular (possuindo um fornecimento de sangue). Há um grande número de factores pró-angiogénicos e antiangiogénicos, alguns dos quais são produzidos pelo tumor, outros são produzidos por células hospedeiras em resposta ao tumor e outros estão presentes no tecido normal.[9] É uma deslocação do equilíbrio dos factores anti-angiogénicos para os pró-angiogénicos (o chamado "interruptor angiogénico") que provoca a transição da fase adormecida para a fase angiogénica.[10] Esta mudança é um processo altamente complexo, que ainda não é totalmente compreendido, mas pensa-se que a hipoxia (deficiência de oxigénio) no tumor é um factor importante, estimulando a produção de moléculas pró-angiogénicas pelas células tumorais.[11]

A angiogénese melhora muito o fornecimento de sangue do tumor, fornecendo-lhe um fornecimento quase ilimitado de oxigénio e nutrientes e um sistema para a remoção de produtos residuais, permitindo assim um crescimento rápido.[12] Além disso, a proximidade de grandes números de vasos sanguíneos aumenta a probabilidade de as células tumorais entrarem na corrente sanguínea e serem transportadas para partes remotas do corpo.[4] Isto é muito perigoso, pois podem então estabelecer tumores secundários, tornando a intervenção clínica bem sucedida muito mais difícil. Quanto mais maligno for o tumor, maior é o seu potencial angiogénico. Os tumores altamente malignos são capazes de induzir a angiogénese quase indefinidamente e, se não forem tratados com sucesso, revelar-se-ão certamente fatais. [13] A figura 1.2 mostra um diagrama esquemático da angiogénese tumoral.[14]

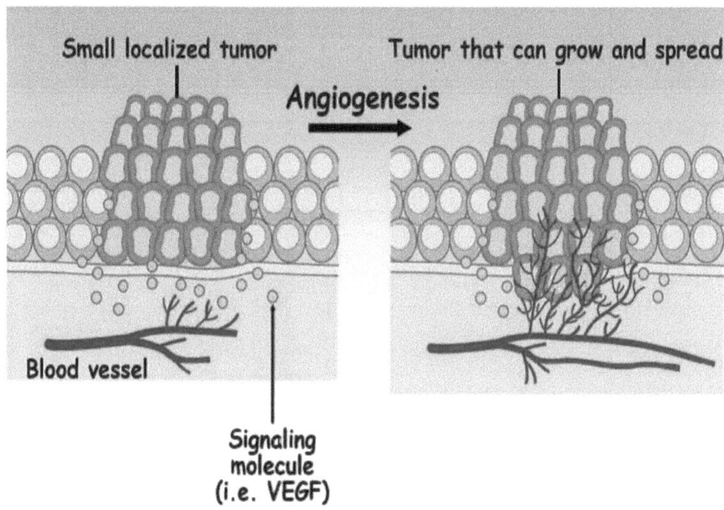

Figura 1.2. Diagrama esquemático da angiogénese tumoral.[14]

A angiogénese proporciona a ligação crucial entre os estados avascular e vascular e, como tal, é um evento chave para o crescimento sustentado do tumor e a progressão do cancro. Isto tem suscitado a esperança de encontrar uma terapia do cancro baseada na anti-angiogénese, mantendo o tumor no estado avascular, no qual é normalmente inofensivo.[8]

1.1.1. Angiogénese Induzida por Tumor

A angiogénese é a formação de uma nova rede capilar a partir de vasos pré-existentes e é necessária para a vasculatura normal e tumoral. Pode ser encontrada em processos fisiológicos normais, tais como o crescimento e desenvolvimento em embriões e adultos, e cura de feridas, bem como no ciclo menstrual.[14]

A angiogénese é particularmente importante no crescimento de tumores e metástases. Um tumor sólido começa geralmente pequeno e é localizado, devido à falta de um fornecimento vascular. Depois progride para fazer uma troca angiogénica, o que lhe permite promover a formação de novos tubos capilares a partir de vasos hospedeiros.[15] Este é um processo crítico no qual o equilíbrio dinâmico entre factores pró-angiogénicos e anti-angiogénicos é deslocado para o primeiro pelas condições criadas pelo tumor e seu ambiente, incluindo hipoxia, inflamação, e mutação em oncogenes ou genes supressores do tumor, tais como o p53.

Os factores pro-angiogénicos comummente conhecidos são o factor de crescimento endotelial vascular (VEGF), o factor de crescimento fibroblástico básico (bFGF), o factor de crescimento epidérmico (EGF), o factor de crescimento derivado das plaquetas (PDGF), o factor de crescimento placentário (PlGF), e as metaloproteinases matriciais (MMPs). Os factores endógenos anti-angiogénicos incluem trombospondina, angiostatina, tumestatina, e endostatina.[16]

1.1.2. Invasão e Metástase

O desenvolvimento de uma rede de capilares próximos do tumor aumenta massivamente a probabilidade de células tumorais entrarem na corrente sanguínea. [4] De facto, alguns dos vasos tumorais recém-formados podem não ter um endotélio contínuo e as células tumorais podem, portanto, estar em contacto directo com o lúmen dos vasos. Isto é relativamente raro, contudo, e uma célula tumoral invasora terá mais frequentemente de executar uma sequência de acções de modo a ter acesso à circulação.[17]

Em primeiro lugar, a célula cancerígena deve secretar proteases, ou induzir as células hospedeiras a fazê-lo, a fim de degradar o tecido circundante e permitir a invasão da matriz. Este processo de descolamento da massa tumoral primária distingue os carcinomas in situ, que são facilmente tratáveis, dos cancros mais avançados e é uma das marcas distintivas de um tumor maligno.[1]

A célula invasora deve então atravessar o tecido conjuntivo para um capilar próximo. Dependendo da maturidade desse capilar, a célula cancerígena pode ainda ter de degradar a membrana do porão do vaso antes de entrar no lúmen. [18] Uma vez na circulação, a célula deve escapar à vigilância imunitária e alojar-se na microvasculatura de um órgão distante. Finalmente, a célula deve, uma vez mais, degradar a membrana do porão para permitir a sua saída do sistema circulatório (extravasamento) e começar a proliferar no novo ambiente, estabelecendo uma colónia secundária de tumores.[19]

A proliferação no local secundário está inicialmente confinada a 1 mm do vaso sanguíneo e o crescimento posterior depende da angiogénese.[1] Normalmente, muitas células cancerosas iniciarão este processo, deixando o local primário e invadindo localmente a matriz extracelular (ECM), mas poucas conseguirão entrar na circulação, e apenas uma minúscula minoria completará a cascata metastática para estabelecer tumores secundários.[20]

O processo de invasão de tecidos por células cancerosas é surpreendentemente semelhante ao da angiogénese, com os componentes fundamentais da proteólise, migração e proliferação comuns a ambos os processos. A principal diferença entre a célula tumoral invasora e a célula endotelial angiogénica é que a célula tumoral não está regulada nestas três propriedades, enquanto que a célula endotelial reverte para um fenótipo quiescente assim que o estímulo angiogénico externo é removido.[21] Em particular, a degradação do tecido através da secreção de proteases é mais uma vez vital. Os inibidores da protease (como as TIMPs) demonstraram reduzir a invasão tumoral embora, em algumas circunstâncias, possam promover a progressão do cancro através da redução do nível dos inibidores angiogénicos, da angiostatina e da endostatina. [22] A própria angiostatina pode ainda ser capaz de inibir a invasão das células cancerígenas, independentemente da célula endotelial, através da inibição de enzimas proteolíticas.[23]

Os factores que regem a migração de células tumorais não são totalmente compreendidos, embora as interacções cellmatrix sejam importantes, os haptotaxis podem desempenhar um papel.[24] A quimiotaxia em resposta a um gradiente de, por exemplo, concentração de oxigénio ou a concentração de algum fragmento proteolítico Figura 1.3, pode também estar envolvida.[25, 26]

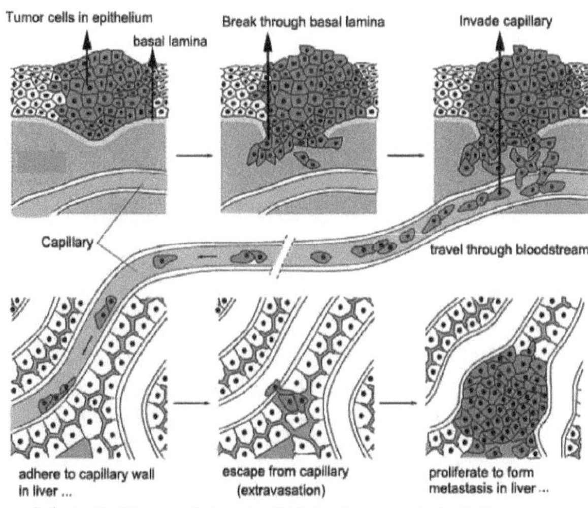

Figura 1.3. Passos no processo de metástase tumoral.[25]

Os tumores sólidos são compostos por dois compartimentos mutuamente dependentes, as células malignas e o microambiente tumoral, que inclui a matriz extracelular, as células do estroma e os vasos sanguíneos.[27] A inibição dos componentes do estroma que mantêm o tumor é uma estratégia válida, se se conseguir limitar os efeitos letais. Um alvo significativo é a angiogénese, ou seja, a formação de novos vasos sanguíneos.[28]

Existem quatro tipos principais de tratamento do cancro: cirurgia, radioterapia, quimioterapia, e imunoterapia. Estas terapias podem ser utilizadas isoladamente ou em combinação umas com as outras.[29] Muitos novos tratamentos, incluindo vacinas contra o cancro e terapia genética, estão a ser estudados em ensaios clínicos.[30] A quimioterapia oncológica tem sido um dos avanços médicos mais importantes.[31] A quimioterapia convencional do cancro baseia-se no princípio de que as células cancerosas que proliferam rapidamente têm mais probabilidades de serem mortas por agentes citotóxicos. Em contraste, a terapia intensiva, introduzida nos últimos anos, é dirigida contra moléculas específicas do cancro e vias de sinalização e, por conseguinte, tem toxicidade não específica mais limitada.[32]

As células tumorais exageram muitos receptores e biomarcadores que podem ser utilizados como alvos para administrar agentes citotóxicos em tumores.[33] Os conjugados de medicamentos que visam tumores incluem anticorpos monoclonais, ácidos gordos polinsaturados, ácido fólico, ácido hialurónico, oligopeptídeos como moieties que visam tumores, e inibidores da tirosina cinase.[34] Para além da quimioterapia direccionada, outro tratamento eficaz dos tumores é a terapia fotodinâmica (PDT). A PDT é um tratamento que utiliza um fármaco, chamado fotossensibilizador ou agente fotossensibilizante, e um tipo particular de luz.[35-37] Quando os fotossensibilizadores são expostos a um comprimento de onda de luz específico[38] , geram uma forma de oxigénio que mata as células próximas.[39] A terapia sonodinâmica (SDT) foi desenvolvida como uma terapia complementar e alternativa à PDT. Trata o cancro por meio de ultra-sons e agentes sonossensíveis.[40]

1.2. Terapia fotodinâmica (PDT)

A terapia fotodinâmica (PDT) é uma modalidade de tratamento que utiliza medicamentos especiais, conhecidos como agentes fotossensibilizadores, juntamente com a luz para matar células cancerígenas. Os medicamentos só funcionam depois de terem sido activados ou "ligados" por certos tipos de luz. A PDT também pode ser chamada fototerapia, fototerapia, ou foto-quimioterapia.[41]

Estudos têm demonstrado que o PDT pode funcionar bem como a cirurgia ou radioterapia no tratamento de certos tipos de cancros e pré-cancros. É reconhecida como uma estratégia de tratamento que é ao mesmo tempo minimamente invasiva e minimamente tóxica. Tem algumas vantagens, tais como as seguintes: a) Não tem efeitos secundários a longo prazo quando utilizada correctamente, b) É menos invasiva do que a cirurgia, c) Normalmente demora apenas um curto período de tempo e é mais frequentemente feita como ambulatório, d) Pode ser orientada com muita precisão, e) Ao contrário da radiação, a TDP pode ser repetida muitas vezes no mesmo local, se necessário, f) Normalmente há pouca ou nenhuma cicatriz após o local cicatrizar, e g) Muitas vezes custa menos do que outros tratamentos de cancro.[42]

Dependendo da parte do corpo a ser tratada, o agente fotossensibilizante é colocado na corrente sanguínea através de uma veia ou colocado sobre a pele. Durante um certo período de tempo, o medicamento é absorvido pelas células cancerosas. Depois é aplicada luz na zona a ser tratada. A luz faz com que o fármaco reaja com oxigénio, que forma um químico que mata as células. O PDT também pode ajudar destruindo os vasos sanguíneos que alimentam as células cancerosas e alertando o sistema imunitário para atacar o cancro. O período de tempo entre a administração do fármaco e a aplicação da luz é chamado de intervalo fármaco-luz. Pode ser de algumas horas a alguns dias, dependendo do fármaco utilizado.[43]

O PDT envolve duas etapas: Primeiro, é administrada uma droga sensível à luz. Para os cancros da pele, pode ser um creme. Para os cancros internos, pode ser uma injecção numa veia, ou raramente uma bebida. Espera-se de algumas horas a alguns dias antes do passo seguinte. Isto dá tempo para que o medicamento se concentre nas células cancerosas. A seguir, uma luz especial (geralmente um laser) é mostrada sobre o cancro. A luz activa o fármaco para tratar o tumor. Se o cancro for interno, um ultra-som ou um scan pode ser utilizado para guiar a fonte de luz até ao tumor.[43]

1.3. Terapia Sonodinâmica (SDT)

O ultra-som de baixa intensidade que é utilizado em diagnósticos clínicos, tais como a inspecção do eco do abdómen, é um tratamento não invasivo, e penetra mais profundamente no corpo do que a luz. Recentemente, a terapia sonodinâmica (SDT),[44] que utiliza ultra-sons de baixa intensidade juntamente com um sonossensibilizador, foi desenvolvida para a terapia do cancro na aplicação de tais propriedades do ultra-som. Até agora, a maioria dos sonossensibilizadores que foram desenvolvidos são sensíveis à luz, bem como ao ultra-som, o que implica que as deficiências dos fotossensibilizadores utilizados durante a terapia fotodinâmica, tais como a sensibilidade da pele, ainda precisam de ser ultrapassadas no SDT. Algumas excepções foram, contudo, relatadas em estudos recentes em que os sensibilizadores foram activados principalmente por ultra-sons, mas não pela luz. Além disso, estudos in vivo recentes demonstraram que o SDT com um sonossensibilizador tem um grande potencial como tratamento não-invasivo e repetível para a terapia do cancro. [45]

SDT é um procedimento que utiliza ultra-sons e um composto sonossensibilizante que se torna citotóxico SDT foi desenvolvido como uma terapia complementar ou alternativa ao PDT Após exposição ao ultra-som, a fim de tratar o cancro. É semelhante ao PDT na sua vantagem de baixa toxicidade. O mecanismo utilizado é que o ultra-som activa o agente sonossensível no corpo para gerar oxigénio mono-t, matando assim células anormais, tais como células tumorais. Ao contrário do PDT que utiliza luz que tem uma penetração limitada, o som é capaz de penetrar profundamente no corpo para atingir tumores interiores.[46] O ultra-som é uma onda mecânica com vibrações periódicas de partículas. Trata o cancro por meio de ultra-sons e agentes sonossensíveis.[47-49] É um meio contínuo e elástico a frequências de 20 kHz ou mais. Não só é considerado seguro, como tem uma capacidade excepcional de penetração de tecidos sem grande atenuação da sua energia. [50,51] O efeito pode ser localizado focalizando o ultra-som numa região específica e escolhendo compostos com afinidade tumoral. [52-54]

1.4. Comparação entre PDT e SDT

Os compostos de porfirina foram alguns dos primeiros compostos localizadores de tumores utilizados na abordagem moderna do SDT. Ao contrário dos compostos quimioterápicos, as porfirinas são não citotóxicas na ausência de ultra-sons. Estes compostos encontraram pela primeira vez aplicação num método de tratamento que é de certa forma semelhante ao SDT, PDT e PDT utiliza comprimentos de onda definidos de luz vermelha para activar a actividade citotóxica dos compostos fotossensíveis. A aplicação de PDT no tratamento de tumores é limitada pelo comprimento de onda da luz vermelha, o que apenas permite uma penetração limitada do tecido.[55] Como resultado, a PDT só pode tratar tumores superficiais que estejam no máximo a 5 a 7 mm da superfície da pele.[56] Os tumores mais profundos podem ser tratados com irradiação intersticial; contudo, a natureza minimamente invasiva da TDP pode ser um obstáculo ao procedimento. No entanto, isto inclui a típica natureza não invasiva da TDP.[57] O SDT supera as deficiências da TDP porque as propriedades do ultra-som permitem-lhe viajar facilmente através de muitos centímetros de tecido, permitindo o tratamento de tecidos mais profundos.[58] Tal como o tratamento de ultra-som de alta intensidade focalizado (HIFU) e outros tratamentos que utilizam os efeitos térmicos do ultra-som, o ultra-som focalizado é utilizado no SDT para visar uma área específica e proteger os tecidos não mortíferos circundantes dos sonossensibilizadores activados.[59,60] Uma abordagem direccionada funciona bem para o tratamento de tumores sólidos.[61,62] Os compostos de porfirina têm sido utilizados como agentes fotossensíveis e sonossensíveis. Aderem selectivamente a células anormais, tais como células tumorais.[63]

1.5. Terapia Sonofotodinâmica (SPDT)

O Sono-PDT é uma forma segura, não tóxica e não invasiva de destruir células cancerígenas, bem como de melhorar a função imunológica protectora. Este tratamento utiliza a luz de um determinado comprimento de onda e som de uma determinada frequência para activar um material sensível à luz e aos sonos que se liga selectivamente às células tumorais, causando a sua decomposição.[64]

Tanto o SDT como o PDT têm sido utilizados durante anos como processos separados e há cerca de 3000 artigos publicados relacionados com a sua potencial utilização em terapia.[65] O PDT é um tratamento licenciado em 19 países e oferecido através do Serviço Nacional de Saúde no Reino Unido. Tanto o PDT como o SDT têm sido utilizados no tratamento do cancro, com sucesso variável.[66] O PDT por si só é utilizado para tipos de cancro mais superficiais como o cancro da próstata, mama e pele, mas quando combinado com o SDT, demonstrou ser eficaz para tumores profundos como o cancro do intestino e dos ovários, bem como para o cancro metastático, em particular quando espalhado para os tecidos ósseos, pulmonares e hepáticos.[67] A grande maioria dos doentes com cancro avançado tratado com sono-PDT vive mais tempo do que o previsto e, em 75% dos casos, há uma destruição significativa de células tumorais.[68] O Sono-PDT está disponível como tratamento eficaz para o cancro em Inglaterra, México, Israel, China e na Cidade do Cabo. No início do tratamento, os doentes consomem ou recebem por via intravenosa um composto sensível à luz à base de clorofila que se liga selectivamente às células tumorais. Este permanece absorvido pelas células cancerosas, mas é rapidamente libertado pelas células saudáveis. O agente activo é absorvido no corpo 48-72 h antes do tratamento e o ozono intravenoso é administrado imediatamente antes do tratamento para aumentar os seus efeitos; o ozono, que é um composto super-oxigénio, inibe o crescimento das células cancerosas, uma vez que as células cancerosas são mais activas sob baixos limiares de oxigénio.[69-71] O paciente é então colocado num leito de luz especializado e exposto a milhares de díodos emissores de luz (LED) que emitem ondas de luz vermelha e infravermelha, seguido de tratamento por ultra-sons com uma frequência definida em áreas tumorais localizadas do corpo. O sensibilizador excitado estimula a formação de espécies reactivas de oxigénio (ROS) a partir do oxigénio molecular presente nas células. As ROS levam a célula cancerosa à sua morte ao aumentar severamente o nível de stress oxidativo, causando danos genéticos e de membrana celular. A morte das células cancerígenas activa o sistema imunitário que responde ao apelo de limpeza dos detritos e ataca as restantes células malignas que são finalmente reconhecidas como invasoras. O SonoPDT também bloqueia a angiogénese, o conduto crucial para a nutrição das células cancerígenas. Uma vez que todo o corpo é exposto à luz, todas as células cancerosas ou pré-cancerosas dentro de um intervalo de variação são afectadas, permitindo a destruição e inibição do cancro em qualquer parte do corpo.[39-41] Este tratamento é inteiramente seguro e os únicos efeitos secundários estão relacionados com a destruição das células tumorais que produzem uma resposta inflamatória destinada a limpar o tecido morto do tumor.[72]

1.5.1. Sensibilizadores

Os sensibilizadores são os factores-chave para PDT e SDT. Os efeitos sinérgicos do sensibilizador e do ultra-som de baixa potência têm sido examinados em muitos estudos in vitro e, em menor escala, em modelos in vivo.[73] A distribuição e absorção do sensibilizador nas células é potencialmente importante para o efeito terapêutico, devido à vida muito curta e à distância de difusão muito curta de alguns produtos radicais derivados do sensibilizador produzidos durante o procedimento.[74] Diferentes sensibilizadores podem ter diferentes mecanismos de acção. As células saudáveis têm um mecanismo aeróbico. As células cancerígenas têm um metabolismo anaeróbico e produzem lactato. A molécula sensibilizante com a sua carga positiva liga-se ao lactato carregado negativamente na célula cancerígena. É menos apertada pelas células saudáveis. A activação da luz ou do som aumenta o nível de energia do sensibilizante, produzindo uma molécula activada. Esta, por sua vez, reage com oxigénio próximo para formar oxigénio radical livre. Este é um oxidante super poderoso que é relativamente instável e reage com material oxidável próximo, a matéria orgânica na célula cancerígena. Isto decompõe a matéria orgânica, destruindo a estrutura celular, e matando ou danificando a célula. O oxigénio radical livre tem um raio de acção muito pequeno, pelo que apenas danifica as células cancerígenas.[75] Actualmente, vários estudos experimentais e clínicos têm fornecido provas convincentes de que os derivados da clorofila. Os sensibilizadores fotodinâmicos também foram estudados para propriedades activadas por ultra-sons. Têm a vantagem de não serem tóxicos, a não ser que sejam activados e tenham demonstrado ter propriedades localizadoras de tumores.[76,77]

1.5.2. Fontes de Luz e Som para SPDT

A gama de comprimentos de onda de som e luz utilizados em PDT e SDT são específicos do sensibilizador - precisam de estar na gama que pode causar a activação do sensibilizador. Enquanto a luz, por natureza, não é penetrante; a água no corpo pode ser usada como portadora para transmitir som profundamente para o corpo. Como resultado, a combinação de luz e som permite-nos visar tumores a várias profundidades do corpo.[78] A fonte de luz e o fornecimento de luz são dois dos aspectos primários no PDT. A escolha da fonte de luz para o PDT pode ser determinada pela localização do tumor, pela dose de luz aplicada e pela escolha do fotossensibilizador.[79] Tanto os lasers como as lâmpadas foram utilizados para realizar o PDT e a vantagem de uma fonte sobre a outra não foi demonstrada, pelo que a utilização de lasers ou lâmpadas depende da aplicação específica. Convencionalmente, a luz laser vermelha com comprimento de onda de 630 nm foi proposta para activar o Photofrin devido ao aumento da penetração tecidual da luz em comprimentos de onda mais longos. A luz laser vermelha é normalmente produzida utilizando um feixe laser de árgon ou KTP/YAG que é convertido por um módulo de corante para 630 nm. Esta conversão é intrinsecamente dispendiosa e não eficaz, mas permite a entrega de luz com fibra óptica. Para aplicações de luz sem fibras ópticas, outras fontes de luz poderiam ser alternativas potencialmente úteis.[80] Embora o PDT tenha sido tradicionalmente realizado utilizando lasers, a disponibilidade de fontes de banda larga (lâmpadas) está a desafiar a utilização de lasers onde a luz pode ser entregue directamente ao tumor (pele, cavidade oral, etc.) sem a necessidade de combinar a fonte com uma fibra óptica. Uma fonte de luz LED pulsada é tanto fácil de usar, como muitas vezes mais penetrante do que uma fonte de luz regular com o mesmo comprimento de onda.[81] A energia ultra-sónica tem sido amplamente investigada e utilizada nas últimas três décadas numa vasta gama de procedimentos clínicos.[82] A sonicação com ultra-sons focalizados de alta intensidade é um tratamento local eficaz do cancro que induz citotoxicidade através de efeitos térmicos, e cavitação não térmica que gera ROS intracelular.[83,84] A cavitação induzida por ultra-sons é a principal causa de sonoluminescência e reacções sono-químicas[85] e, se puder ser controlada, pode ter o máximo potencial para aplicações terapêuticas entre os efeitos não térmicos da ultra-sonografia. A eficiência não-térmica não-política de um determinado baixo nível de exposição ao ultra-som tem sido correlacionada com a geração da cavitação acústica.[86,87] A cavitação induzida por ultra-sons, definida como geração e oscilação de bolhas de gás, pode causar danos celulares permanentes e modificar a estrutura da membrana e as propriedades funcionais das células para induzir a morte celular por lise, necrose ou apoptose celular.[88-90] O SDT é um tratamento de cancro local eficiente que induz a citotoxicidade através de efeitos térmicos e cavitação não térmica que gera ROS intracelular causando danos oxidativos a uma variedade de alvos celulares e subsequente necrose tumoral. Estudos dos efeitos in vivo do ultra-som em cérebros de animais mostraram mecanismos tanto térmicos como de cavitação que dependem da intensidade aplicada, da frequência do ultra-som e do período de exposição. Os efeitos da cavitação dependem fortemente do tipo e localização do tecido. Além disso, pode ocorrer hemorragia e danos nos vasos sanguíneos quando a cavitação está presente.[91,92] Quando ondas sonoras de alta frequência estão concentradas nos tecidos do corpo, esses tecidos aquecem e morrem. Para utilizar isto como tratamento de cancro, o especialista visa a área que contém o cancro. A ecografia focalizada de alta intensidade pode ser um tratamento bem sucedido para o cancro da próstata. Recentemente, foram desenvolvidas imagens de ressonância magnética - ou ultra-som guiado por ultra-som de alta intensidade focalizado, não só para o cancro da próstata, mas também para o cancro do fígado. [93]

Os materiais à base de carbono desempenham um papel significativo na ciência e tecnologia de hoje. O carbono é um elemento surpreendentemente versátil, capaz de se hibridizar em três estados diferentes, sp1, sp2 e sp3. As alterações na ligação local de átomos de carbono são responsáveis pela existência de fases alotrópicas extremamente diversas, começando com as bem conhecidas alotrópicas de carbono amorfo, diamante e grafite, e continua com a descoberta de novas formas, incluindo fullerenes, grafeno e estruturas mais complexas como os nanotubos de carbono.[94]

Um dos atractivos alotrópodes de carbono é o grafeno. O grafeno, uma rede bidimensional hibridizada sp2 de átomos de carbono, tem gerado um interesse intenso devido às suas propriedades únicas electrónicas, mecânicas, químicas e catalíticas.[95] Tanto métodos químicos como físicos foram propostos para a preparação do grafeno. Eles incluem: produção a partir de suspensões coloidais, métodos electroquímicos, esfoliação micromecânica, deposição química de vapor e crescimento epitaxial. A obtenção de grafeno a partir de suspensões coloidais é vantajosa em termos de simplicidade e produção em grande volume, e pode ser utilizada para uma vasta gama de aplicações; em particular, existem duas formas de obter grafeno através deste método: modificação química da grafite (isto é, obtenção de óxido de grafite e sua redução após esfoliação) e esfoliação directa sem modificação química em solventes orgânicos ou tensioactivos adequados. Ao contrário da esfoliação directa, a modificação química resulta numa destruição considerável da estrutura electrónica do grafeno, comprometendo assim as suas propriedades únicas.[96] O grafeno tem uma série de propriedades que o tornam potencialmente promissor para bioaplicações. A sua grande superfície, pureza química e a possibilidade de fácil funcionalização proporcionam oportunidades para o fornecimento de medicamentos. As suas propriedades mecânicas únicas sugerem aplicações de engenharia de tecidos e medicina regenerativa. A sua combinação de finura final, condutividade e resistência fazem dele um suporte ideal para a imagem de biomoléculas em microscopia electrónica de transmissão. Além disso, o grafeno funcionalizado quimicamente pode levar a dispositivos de medição rápida e ultra-sensível, capazes de detectar uma gama de moléculas biológicas.[8-10,97-99]

Os nanomateriais à base de carbono incluindo fullerenes, nanotubos de carbono, nanohorns de carbono,[100,101] e os seus derivados, apresentam grandes perspectivas de aplicação no SPDT. Graphene, uma estrela em ascensão muito recente, com uma malha de favo de mel 2D atomicamente fina que consiste em carbonos hibridizados sp2, exibe propriedades electrónicas, térmicas, ópticas e mecânicas notáveis.[102] Particularmente, o óxido de grafeno (GO), derivado hidrossolúvel do grafeno, foi encontrado em importantes aplicações potenciais no fornecimento de medicamentos[103] e imobilização enzimática[104] devido à sua grande superfície específica e abundantes grupos funcionais (grupos epoxídicos, hidroxílicos e carboxílicos). Nanographene oxide (NGO), um material bidimensional caracterizado por uma variedade de grupos funcionais reactivos de oxigénio, tais como grupos epoxi e hidroxil no plano basal e grupos de ácido carboxílico nas bordas das folhas[105,106] tem sido amplamente utilizado para a terapia fototérmica do cancro, administração de medicamentos, e biossensor.[107-109] Foi sugerido um possível mecanismo de interacção entre FA-NGO-SPS e células in vivo, como se mostra na Figura 1.4.[109] Todo o processo inclui três etapas: (1) O FA-NGO- SPS será endocitosado em citoplasma e formará endossomas através da via mediada pelos receptores foliares; (2) Quando os endossomas forem gradualmente transformados em lisossomas, os SPS serão libertados do FA-NGO- SPS devido à alteração do microambiente nos lisossomas (pH 4~5); (3) o SPS libertado será afastado dos lisossomas para o citosol. Subsequentemente, os nanocarriers podem aumentar significativamente a acumulação de SPS em células tumorais e levar a um efeito sonofotodinâmico notável. [109]

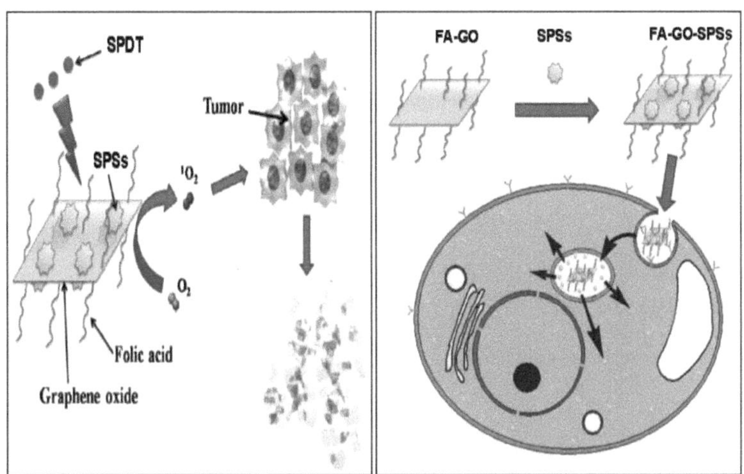

Figura 1.4. Apresentação esquemática do mecanismo in vivo de interacção entre FA- ONG- SPS e células. [109]

1.5.3. Laser e Física Laser

A palavra laser começou como um acrónimo para "amplificação de luz por emissão estimulada de radiação". Na utilização moderna, o termo "luz" inclui a radiação electromagnética de qualquer frequência, não apenas a luz visível, daí os termos laser infravermelho, laser ultravioleta, laser de raios X, laser de raios gama, e outros. Um laser que produz luz por si só é tecnicamente um oscilador óptico e não um amplificador óptico, como sugere o acrónimo. Foi humoristicamente observado que o acrónimo LASER, para "oscilação da luz por emissão estimulada de radiação", teria sido mais correcto.[110]

1.5.3.1. Emissão estimulada

Na visão clássica, a energia de um electrão que orbita um núcleo atómico é maior para órbitas mais afastadas do núcleo de um átomo. No entanto, os efeitos mecânicos quânticos forçam os electrões a tomar posições discretas em órbitas. Assim, os electrões encontram-se em níveis específicos de energia de um átomo, dois dos quais são mostrados abaixo:

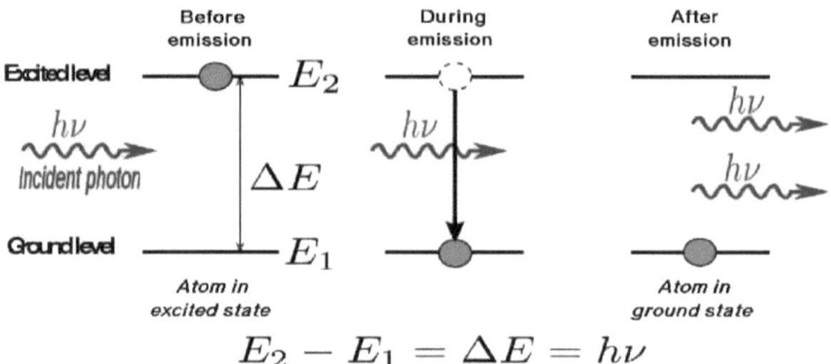

$$E_2 - E_1 = \Delta E = h\nu$$

Figura 1.5. Apresentação esquemática da força mecânica quântica para os electrões durante a emissão de luz.[110]

Quando um electrão absorve energia quer da luz quer do calor, recebe esse quantum de energia incidente. Mas só são permitidas transições entre níveis discretos de energia, tais como os dois acima indicados. Isto leva a linhas de emissão e linhas de absorção.

Quando um electrão é excitado de um nível de energia mais baixo para um nível de energia mais alto, não permanecerá assim para sempre. Um electrão em estado excitado pode decair para um estado de energia inferior que não está ocupado, de acordo com uma constante de tempo particular que caracteriza essa transição. Quando um tal electrão decai sem influência externa, emitindo um fotão, a que se dá o nome de "emissão espontânea". A fase associada ao fóton que é emitido é aleatória. Um material com muitos átomos em tal estado excitado pode assim resultar em radiação que é muito limitada espectralmente (centrada em torno de um comprimento de onda de luz), mas os fotões individuais não teriam uma relação de fase comum e emanariam em direcções aleatórias. Este é o mecanismo da fluorescência e da emissão térmica.[110]

Um campo electromagnético externo a uma frequência associada a uma transição pode afectar o estado quântico mecânico do átomo. Como o electrão no átomo faz uma transição entre dois estados estacionários (nenhum dos quais mostra um campo dipolo), entra num estado de transição que tem um campo dipolo, e que age como um pequeno dipolo eléctrico, e este dipolo oscila a uma frequência característica. Em resposta ao campo eléctrico externo a esta frequência, a probabilidade de o átomo entrar neste estado de transição é muito maior. Assim, a taxa de transições entre dois estados estacionários é aumentada para além disso, devido à emissão espontânea. Tal transição para o estado superior chama-se absorção, e destrói um fotão incidente (a energia do fotão passa a alimentar o aumento de energia do estado superior). Uma transição do estado superior para um estado inferior de energia produz, contudo, um fotão adicional; este é o processo de emissão estimulada.[110]

1.5.3.2. Construção a laser: Ganho médio e cavidade

Um laser consiste num meio de ganho, um mecanismo para o energizar, e algo para fornecer feedback óptico.[12,111] O meio de ganho é um material com propriedades que lhe permitem amplificar a luz por meio de emissão estimulada. A luz de um comprimento de onda específico que passa através do meio de ganho é amplificada (aumentos de potência).

Para que o meio de ganho amplifique a luz, precisa de ser fornecido com energia num processo chamado bombeamento. A energia é normalmente fornecida como uma corrente eléctrica ou como luz num comprimento de onda diferente. A luz da bomba pode ser fornecida por uma lâmpada de flash ou por outro laser. O tipo mais comum de laser utiliza o feedback de uma cavidade óptica - um par de espelhos em ambas as extremidades do meio de ganho. A luz ricocheteia entre os espelhos, passando através do meio de ganho e sendo amplificada cada vez. Tipicamente um dos dois espelhos, o acoplador de saída, é parcialmente transparente. Parte da luz pode escapar através deste espelho. Dependendo do desenho da cavidade (quer os espelhos sejam planos ou curvos), a luz que sai do laser pode espalhar-se ou formar um feixe estreito. Em analogia com os osciladores electrónicos, este dispositivo é por vezes chamado de oscilador laser.[111]

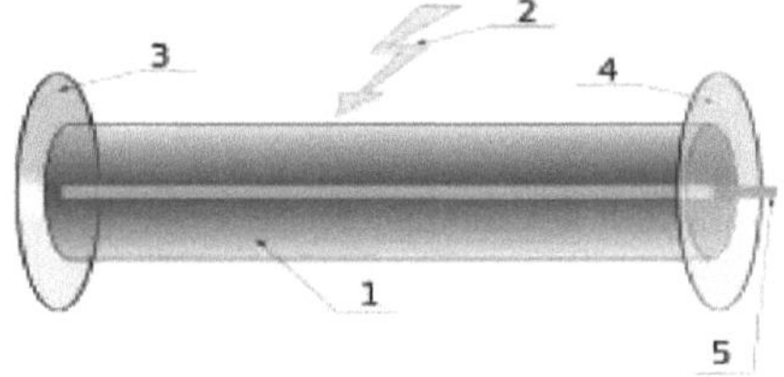

Figura 1.6. Apresentação esquemática para os componentes de um laser típico/[111])

1: Ganho médio, 2: Energia de bombagem laser, 3: Reflector alto, 4: Acoplador de saída e 5: Feixe laser.

1.5.3.3. Aplicações de Lasers

Diferentes aplicações necessitam de lasers com diferentes potências de saída. Os lasers que produzem um feixe contínuo ou uma série de impulsos curtos podem ser comparados com base na sua potência média. Os lasers que produzem impulsos também podem ser caracterizados com base no pico de potência de cada impulso. A potência de pico de um laser pulsado é muitas ordens de magnitude maior do que a sua potência média. A potência média de saída é sempre menor do que a potência consumida (Tabela 1.1).[111]

Quadro 1.1. A potência contínua ou média necessária para algumas utilizações de lasers.[111]

Energia	Utilização

1-5 mW	Apontadores laser
5 mW	Unidade de CD-ROM
5-10 mW	leitor de DVD ou leitor de DVD-ROM
100 mW	Gravador de CD-RW de alta velocidade
250 mW	Consumidor 16^x gravador de DVD-R
400 mW	Queimando através de uma caixa de jóias incluindo disco em 4 segundos DVD 24x gravação em dupla camada.
1 W	Laser verde no actual desenvolvimento de protótipos de discos holográficos versáteis
1-20 W	Produção da maioria dos lasers de estado sólido comercialmente disponíveis utilizados para micro maquinação
30-100 W	Lasers cirúrgicos típicos selados de CO_2
100-3000 W	Lasers típicos selados de CO_2 utilizados no corte industrial a laser

1.5.3.4. Propriedades do laser

Os lasers têm três propriedades principais que têm sido utilizadas pela comunidade médica, como se segue[112,113] :

A primeira destas é a emissão monocromática. A monocromática permite a emissão de um único comprimento de onda de luz determinado pelo meio laser (gás, líquido, sólido) através do qual a luz passa. A monocromática permite a absorção específica de energia laser por alvos de tecido distintos ou cromóforos como a água, a melanina ou a hemoglobina.

A segunda propriedade primária que torna os lasers úteis na medicina é a alta colimação, ou a baixa divergência do feixe laser. É emitido de forma paralela através de um feixe intenso e estreito, o que permite a criação de um pequeno ponto focado. A colimação permite a propagação sem divergência ou perda da densidade de potência ao longo da fibra óptica.

A terceira propriedade medicamente útil dos lasers, a coerência, é uma nova consideração para aplicações de diagnóstico em medicina. A coerência refere-se ao facto de todas as ondas de luz laser viajarem em fase de acordo com o tempo e o espaço. Quando um feixe laser emite raios "diferentes", viajando distâncias ligeiramente diferentes, formam-se pontos brilhantes e escuros devido aos padrões de interferência.[112,113]

1.5.3.5. Propagação de luz no tecido

Normalmente, quando um raio laser é direccionado para o tecido, a reflexão directa resultante representa apenas cerca de 3% da luz incidente. A luz restante vai para o tecido, onde ocorre a absorção e dispersão. A absorção é considerada como uma conversão de energia da energia da luz para outra forma de energia. A taxa de geração de calor depende da taxa de absorção de fótons dentro do tecido. As propriedades de absorção dos tecidos dependem da concentração de moléculas que aceitam a luz, tais como aminoácidos, citocromos, cromóforos e água. Cada uma destas moléculas interage com a luz em intervalos específicos de comprimento de onda (larguras de banda).[114,115]

A dispersão também ocorre durante o tratamento com laser e é considerada como uma mudança na direcção da propagação da luz e pensada para ocorrer devido às formas variáveis das biomoléculas e às configurações variáveis da interface dos tecidos. Quando a capacidade de absorção do tecido é muito elevada relativamente à sua capacidade de dispersão, o feixe laser permanece fortemente colimado no tecido, e a profundidade de penetração é uma função tanto do comprimento de onda (emitido por um sistema laser) como do tipo de tecido. Tal como outras formas de energia utilizadas em ambientes clínicos, tais como electricidade, calor e som, há uma atenuação energética significativa da energia laser à medida que esta passa pelos tecidos.[114,115]

1.5.3.6. Efeitos do laser e dos tecidos

A energia laser tem os seguintes efeitos nos tecidos: [116,117]

I. Efeitos fototermais

Os efeitos térmicos são talvez a forma mais amplamente encontrada de interacção líquido-laser na prática clínica. Nos efeitos fotoquímicos, tais como a terapia fotodinâmica (PDT), existe frequentemente uma via de reacção específica que leva a danos nos tecidos. Com efeitos fototermais, não existe uma via específica, e os fotões podem ser absorvidos por qualquer biomolécula e ainda levar a um efeito térmico.[116]

A energia térmica é depositada no tecido pela absorção da luz e a sua subsequente conversão em calor através do relaxamento vibracional. Isto provoca um aumento da temperatura do tecido. O calor produzido difunde-se através do tecido causando um aumento de temperatura no tecido circundante. Os danos no tecido dependem tanto da temperatura que é atingida, como da duração a que é mantida a essa temperatura. Há muitas aplicações médicas diferentes e variadas que utilizam a interacção térmica, estas vão desde a vaporização de tumores, à soldadura de úlceras gastrointestinais, e à remoção de marcas de pele, tais como marcas de nascença ou tatuagens de vinho do Porto.[116]

O efeito térmico dos lasers no tecido biológico é um processo complexo resultante de três fenómenos distintos; conversão da luz em calor, transferência de calor e reacção do tecido, que está relacionado com a temperatura e o tempo de aquecimento (Figura 1.7). Esta interacção leva à desnaturação ou à destruição de um volume de tecido. Os factores conhecidos são os parâmetros do laser (comprimento de onda, potência, tempo e modo de emissão, perfil do feixe e tamanho do ponto) e as propriedades do tecido a ser tratado (coeficientes ópticos, parâmetros térmicos e coeficientes da reacção de desnaturação térmica).[116]

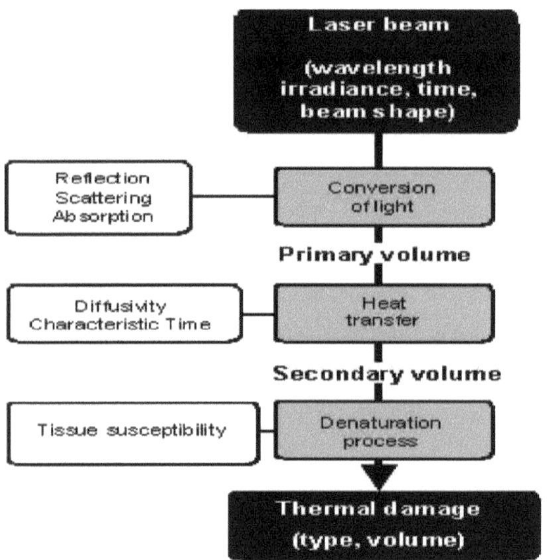

Figura 1.7. Os três fenómenos distintos de efeitos térmicos.[116]

II. Efeitos mecânicos

Os efeitos mecânicos podem resultar da criação de plasma, de uma vaporização explosiva, ou do fenómeno da cavitação, cada um dos quais está associado à produção de uma onda de choque.[116]

III. Efeitos fotoablativos

Este efeito é definido por uma ablação pura de material sem lesões térmicas nas margens, tal como se obteria com um bisturi. Ocorre devido ao princípio da dissociação. Com comprimentos de onda muito curtos (190 a 300 nm), o campo eléctrico associado à luz é maior do que a energia de ligação entre moléculas. As ligações moleculares são quebradas e os componentes do tecido são vaporizados, sem geração de qualquer calor nas bordas. Este efeito é obtido com lasers de comprimentos de onda muito energéticos. A acção é muito superficial, apenas sobre vários microns, porque a luz nestes comprimentos de onda é muito fortemente absorvida pelo tecido. O efeito fotoablativo também pode ser obtido por lasers emitindo no infravermelho, tais como o Erbium:

YAG a 2900 nm. O mecanismo inicial é uma conversão da luz em calor, mas este calor não é difundido. 2900 nm está num pico de absorção em água, e a absorção em tecido é tão intensa que a vaporização é imediata e superficial. Além disso, a duração muito curta do impulso (algumas centenas de microssegundos) evita o fenómeno de difusão térmica. O efeito fotoablativo não oferece nenhuma vantagem prática para fazer incisões ou para ablação de tecidos vasculares, porque estes sangram da mesma forma que com um bisturi. Só pode ser utilizado em tecidos que não sangrarão.[118]

1.6. Terapia fotodinâmica

A terapia fotodinâmica é uma modalidade terapêutica minimamente invasiva aprovada para o tratamento de doenças neoplásicas e vasculares. Envolve uma combinação de um fotossensibilizador que é aplicado topicamente ou administrado sistemicamente subsequentemente seguido de luz geralmente na gama visível, normalmente gerada por fontes laser, e oxigénio molecular, que na reacção fotodinâmica gera oxigénio mono-t ($^1 O_2$) e espécies reactivas de oxigénio (ROS).[119] Durante o processo de PDT, estes três componentes devem estar presentes simultaneamente em quantidades adequadas para produzir efeitos biológicos. A falta de qualquer destes componentes irá diminuir ou mesmo abolir completamente o efeito da TDP no resultado terapêutico. Assim, é necessário descrever todos eles separadamente.[120]

1.6.1. Fotossensibilizadores

Os fotossensibilizadores são produtos químicos capazes de absorver fotões e transferir energia luminosa para a produção de ROS, principalmente oxigénio monotonelada.[120] Os primeiros e ainda mais utilizados fotossensibilizadores são compostos à base de porfirina, tais como derivados de hemataporfirina e a sua versão purificada fotofrina. Uma das suas boas características é a toxicidade mínima no escuro e a falta de interacções farmacológicas com outros medicamentos, tornando a TDP um procedimento seguro nos tratamentos de combinação oncológica.[121] Por outro lado, há uma série de limitações com estes fotossensibilizadores anteriores, selectividade inadequada para as células cancerosas, limitando a TDP ao tratamento apenas de tumores locais. A utilização de um sensibilizador não muito selectivo resulta em muito sensibilizador presente nas células saudáveis, e as células saudáveis serão danificadas pela luz. Além disso, o seu coeficiente de absorção molar é relativamente baixo e requer doses mais elevadas para produzir efeitos de PDT.[122] Estes factores estimularam a investigação que levou ao desenvolvimento de fotossensibilizadores de segunda geração, incluindo fotalocianinas, cloro, e bacterioclorinas.[123]

Geralmente, quando as moléculas estão na forma monomérica, são mais fotofisicamente activas, e quando diminuem ou agregam, a sua capacidade de atravessar intersistemas é severamente reduzida e largamente eliminada. Quando ligadas a proteínas ou lípidos in vivo, pensa-se que estão tão próximas de uma forma monomérica quanto é possível. Para ultrapassar o problema da agregação durante a administração, os fotossensibilizadores são geralmente formulados em vários sistemas de administração de drogas coloidais, tais como lipossomas, micelas e nanopartículas biodegradáveis, ou conjugados com polímeros hidrofílicos. É provável que, embora possa existir algum nível de agregação, tanto na altura da administração como in vivo, a fracção de moléculas monomerizadas e singularmente ligadas medeiam a acção fotodinâmica eficaz in vivo.[124]

As propriedades físico-químicas do fotossensibilizador são muito importantes e para a eficácia da fotossensibilização. As características desejáveis de um fotossensibilizador ideal são: pureza química, capacidade de localização específica em tecido neoplásico, curto intervalo de tempo entre a administração da droga e a sua acumulação máxima em tecido hiperproliferativo, rápida eliminação de tecidos normais, activação no comprimento de onda com óptima penetração do tecido, altos rendimentos quânticos para a geração de oxigénio mono-t, e falta de toxicidade escura. O requisito fundamental para uma resposta óptima à fotossensibilização é uma quantidade suficiente de fármaco localizado no tecido alvo.[125]

Inicialmente, os fotossensibilizadores são captados pela maioria das células normais e hiper-proliferativas, mas são retidos por mais tempo na última. Os mecanismos desta retenção selectiva prolongada não são compreendidos em detalhe. O aumento da permeabilidade dos vasos sanguíneos, bem como uma drenagem linfática pobre nos tecidos neoplásicos podem contribuir para a retenção da droga nas lesões neoplásicas.[124] Não foi encontrado nenhum fotossensibilizador com tais características, mas estes critérios delimitam a área de desenvolvimento.[122]

1.6.2. Fontes de luz

É necessária luz para activar as moléculas fotossensibilizadoras acumuladas no tecido alvo após a administração. Embora várias fontes de luz de lâmpada possam ser utilizadas para este fim, uma fonte de luz laser é geralmente preferida devido às suas propriedades ópticas superiores (colimação, coerência e monocromicidade) e flexibilidade na manipulação em termos de entrega através de pequenas fibras ópticas. Os comprimentos de onda utilizados no PDT estão na faixa vermelha ou infravermelha da onda electromagnética. Para que ocorra uma reacção fotobiológica, a luz deve ser absorvida pelo fotossensibilizador. Isto é possível quando o comprimento de onda da luz corresponde ao espectro de absorção de electrões do fotossensibilizador.[126]

Para uso clínico, a luz activadora situa-se normalmente entre 600 e 900 nm. Isto porque os corantes endógenos, principalmente a hemoglobina, absorvem fortemente a luz abaixo de 600 nm e comprimentos de onda mais longos são energeticamente insuficientes para produzir[1] O2 que é o importante, embora não o único efeito citotóxico do PDT.[122] Um parâmetro crítico a considerar na discussão da eficácia da TDP é a profundidade da penetração da luz através dos tecidos, que depende de vários processos, incluindo: reflexão, dispersão, transmissão, absorção, ou uma combinação destes. Portanto, a excitação do fotossensibilizador depende da característica geral do tecido, bem como da sua espessura. A penetração tecidual é também afectada pelo comprimento de onda da luz. Comprimentos de onda mais longos da luz visível penetram os tecidos melhor do que os mais curtos.[127] Tipicamente, a profundidade de penetração é de 3 a 8 mm para a luz na gama de 630 a 800 nm. No entanto, observou-se que tumores até 1 cm de profundidade podem ser efectivamente erradicados pelo PDT, um efeito que pode ser explicado pela activação concomitante da resposta imunitária local.[128]

Produtos químicos com absorção de comprimento de onda longo superior a 800 nm tendem a ter baixa produção de oxigénio monot porque o nível de estado triplet está então abaixo do nível de energia de oxigénio monot, terapia que inibe a extinção de colisões das moléculas pelo oxigénio. A maioria dos fotossensibilizadores à base de porfirina têm duas grandes bandas de absorção, sendo a dominante uma banda de tipo perto de 350-450 nm no comprimento de onda e 50-100 nm de largura. As moléculas com grandes estruturas de ligação π distribuídas também têm uma absorção significativa da banda Q na faixa vermelha e quase infravermelha dos comprimentos de onda.[129]

1.6.3. Oxigénio

Como a PDT utiliza ROS (principalmente oxigénio mono-t) para induzir danos celulares irreversíveis, o oxigénio é, portanto, absolutamente necessário para um tratamento eficaz. Numerosos estudos in vivo e in vitro demonstraram que a falta de oxigénio irá certamente diminuir o efeito da PDT, enquanto que o aumento ou preservação do oxigénio durante o tratamento irá aumentar a eficácia da PDT, presumivelmente como resultado do aumento da produção de ROS. As células hipóxicas são muito resistentes à fotossensibilização e ao mecanismo de reacção fotodinâmica; podem consumir oxigénio a uma taxa suficiente para inibir outros efeitos de fotossensibilização. Tem sido sugerido que o oxigénio hiperbárico pode aumentar o efeito de fotossensibilização.

As espécies reactivas de oxigénio (ROS) têm tempos de vida muito curtos e distância de migração limitada; os efeitos biológicos incitados estão largamente confinados ao local onde são produzidos, o que depende da localização dos fotossensibilizadores. Assim, uma vez que o oxigénio é difundido em quase todos os tecidos, é em grande parte a localização do fotossensibilizador que determina as áreas de dano dentro do tecido.[130]

1.7. Ecografias e Aplicações Clínicas

Os ultra-sons são ondas sonoras com frequências superiores ao limite audível superior da audição humana. O ultra-som não é diferente do som "normal" (audível) nas suas propriedades físicas, excepto no facto de os humanos não o poderem ouvir. Este limite varia de pessoa para pessoa e é de aproximadamente 20 kilohertz (20.000 hertz) em adultos jovens e saudáveis. Os aparelhos de ultra-som funcionam com frequências de 20 kHz até vários gigahertz.[131]

O ultra-som é utilizado em muitos campos diferentes. Os dispositivos de ultra-sons são utilizados para detectar objectos e medir distâncias. A imagem ou sonografia por ultra-sons é frequentemente utilizada em medicina. No ensaio não destrutivo de produtos e estruturas, o ultra-som é utilizado para detectar falhas invisíveis. Industrialmente, o ultra-som é utilizado para limpeza, mistura, e para acelerar processos químicos. Animais como morcegos e toninhas utilizam o ultra-som para localizar presas e obstáculos. Os cientistas também estudam o ultra-som utilizando diafragmas de grafeno como método de comunicação.[131,132]

Existe uma vasta gama de frequências e intensidades utilizadas em aplicações médicas. Frequências desde KHz a vários MHz e intensidades desde mW/cm2 a kW/cm2, são ocasionalmente utilizadas. Os efeitos biológicos do ultra-som podem ser utilizados não só para a destruição completa do tecido de um tumor (necrose coagulativa) mas também para induzir a morte celular por outros mecanismos ou para aumentar o efeito de morte celular de outros tratamentos, tais como a radiação e a quimioterapia.[132]

1.7.1. Mecanismos de Ultra-sons em Tecidos

Como quaisquer outros tipos de ondas mecânicas, os efeitos biológicos da ultra-sonografia podem ser utilizados não só para a destruição completa dos tecidos de um tumor (necrose coagulativa) mas também para induzir a morte celular por outros mecanismos ou para aumentar o efeito de morte celular de outros tratamentos, tais como a radiação e a quimioterapia. De particular interesse é aumentar a absorção de medicamentos quimioterápicos num tumor através do aumento local da permeabilidade da membrana celular (sonoporação) ou por ultra-sons - activação de compostos não - tóxicos (terapia sonodinâmica).[131,132]

Os tecidos de mamíferos apresentam diferentes sensibilidades aos danos por ultra-sons. Os danos celulares induzidos por ultra-sons podem ser de origem térmica, não térmica (cavitação), não térmica, não escavação e devem-se à compressão e descompressão das moléculas através das quais atravessa. Quando uma onda de ultra-som atravessa uma suspensão celular ou tecido, a energia mecânica que é transferida pode aumentar a temperatura e ou gerar danos mecânicos e químicos às estruturas biológicas.[133]

Uma propriedade específica do ultra-som é que pode produzir cavitação acústica. A definição de cavitação é o crescimento da formação e colapso de pequenas bolhas de gás (micro) que têm origem na compressão e descompressão das moléculas nos meios durante a influência de um campo de ultra-sons. O efeito da cavitação é separado em duas formas: não inerte (estável) e inerte (transitório). Durante condições de cavitação não inerte, as microbolhas podem oscilar durante um período de tempo mais longo e gerar forças de cisalhamento e rasgamento, que podem causar danos mecânicos nas estruturas celulares. Durante condições de cavitação inerte, as micro-bolhas oscilam apenas alguns ciclos acústicos antes de implodirem. Quando a bolha de cavitação cai, a pressão aumenta rápida e fortemente, o que leva a manchas locais com temperaturas muito elevadas. Esta libertação de energia provoca a decomposição térmica (sonólise) da água e subsequente produção de radicais livres de curta duração, tais como hidroxil e radicais de hidrogénio, bem como de peróxido de hidrogénio de longa duração. Acredita-se que estas moléculas quimicamente reactivas sejam capazes de induzir danos semelhantes aos induzidos pela radiação ionizante (Figura 1.8).[133]

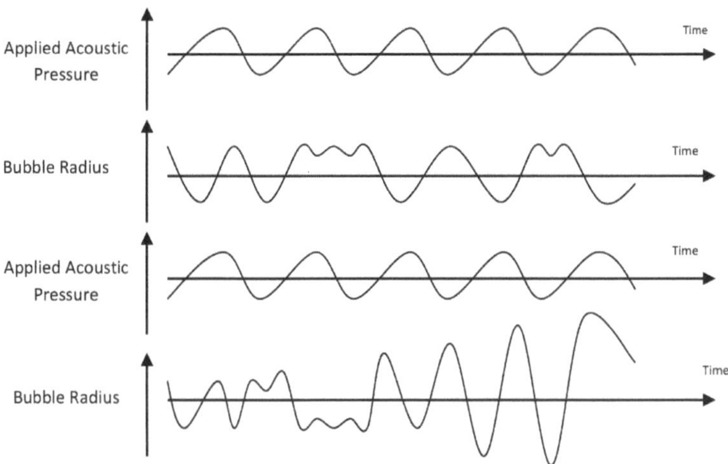

Figura 1.8. Curvas de raio-tempo para cavitação de bolhas num campo ultra-sónico.[133]

1.7.2. Mecanismos não térmicos e não cavitacionais

Os mecanismos não térmicos e nãocavitacionais através dos quais o ultra-som interage com os tecidos podem ter uma importância considerável na determinação e controlo quer das acções terapêuticas e cirúrgicas do ultra-som quer de quaisquer possíveis danos que este possa causar (133).

1.8. Nanopartículas

As nanopartículas são partículas de tamanho entre 1 e 100 nanómetros. Na nanotecnologia, uma partícula é definida como um pequeno objecto que se comporta como uma unidade completa no que diz respeito ao seu transporte e propriedades. As partículas são ainda classificadas de acordo com o diâmetro (Figura 1.9).[134] As partículas ultrafinas são as mesmas que as nanopartículas e entre 1 e 100

nanómetros de tamanho, as partículas finas são dimensionadas entre 100 e 2.500 nanómetros, e as partículas grosseiras cobrem um intervalo entre 2.500 e 10.000 nanómetros. A investigação científica sobre nanopartículas é intensa uma vez que têm muitas aplicações potenciais na medicina, óptica e electrónica.[135-138] A Iniciativa Nacional de Nanotecnologia dos EUA tem oferecido financiamento governamental centrado na investigação de nanopartículas. Como ilustrado na Figura 1.9, imagens TEM (a, b, e c) de nanopartículas de sílica mesoporosa preparadas com diâmetro exterior médio: (a) 20nm, (b) 45nm, e (c) 80nm. SEM (d) imagem correspondente a (b). Os insets são uma alta ampliação da partícula de sílica mesoporosa.

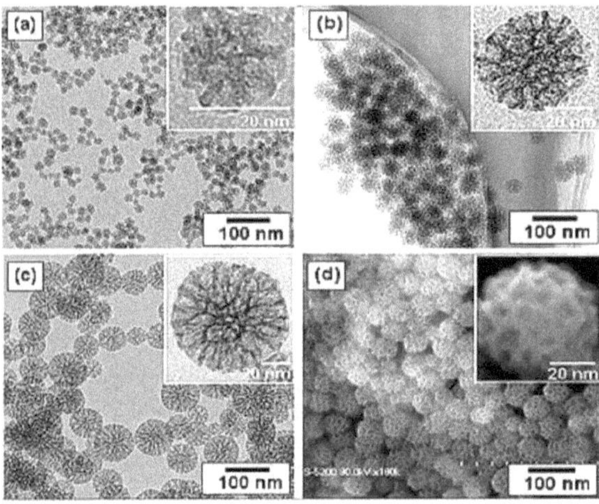

Figura 1.9. SEM de nanopartículas de sílica mesoporosa preparadas.[134]

As nanopartículas apresentam possíveis perigos, tanto a nível médico como ambiental.[139,140] A maioria destes deve-se à elevada relação superfície/volume, que pode tornar as partículas muito reactivas ou catalíticas.[141] São também capazes de passar através de membranas celulares em organismos, e as suas interacções com sistemas biológicos são relativamente desconhecidas.[142] No entanto, é improvável que as partículas entrem no núcleo celular, complexo Golgi, retículo endoplasmático ou outros componentes celulares internos devido ao tamanho das partículas e aglomeração intercelular.[143] Um estudo recente sobre os efeitos das nanopartículas de ZnO nas células imunitárias humanas encontrou níveis variáveis de susceptibilidade à citotoxicidade.[144] Há preocupações de que as empresas farmacêuticas, procurando obter aprovação regulamentar para nanoreformulações de medicamentos existentes, estejam a confiar nos dados de segurança produzidos durante os estudos clínicos da versão anterior, pré-reformulação do medicamento. Isto poderia resultar na ausência de novos efeitos secundários específicos da nanoreformulação por parte dos organismos reguladores.[145]

1.9. OBJECTIVO DO TRABALHO

Objectivos gerais

Estudar a eficácia da clorofila de óxido nanogénico no cancro da mama - terapia orientada.

Objectivos específicos

1- Preparar clorofila de óxido nanogénico conjugado com ácido fólico (FA-NGO-Chl) para terapia orientada para o cancro.

2- Para caracterizar a clorofila de óxido fólico conjugado com ácido fólico preparado (FA-NGO-Chl).

3- Para realizar uma terapia sono-fotodinâmica orientada para o cancro utilizando o nanomaterial preparado.

4- Detectar a expressão de RNA para alguns oncogenes e/ou genes supressores de tumores em tumores sólidos.

2. MATERIAIS E MÉTODOS

2.1. Materiais

2.1.1. Síntese de óxido de nanogénio

A ONG foi preparada utilizando pó de grafite natural como matéria-prima por um método Hummers modificado[146] Brevemente, 2 g de grafite e 1 g de $NaNO_3$ foi colocado num frasco a 0° C. Depois, 50 mL de H concentrado$_2$ SO_4 foi adicionado à mistura, que foi agitada durante 30 min a 5 oC. Posteriormente, foram adicionados 7 g de $KMnO_4$ ao sistema de reacção, passo a passo sabiamente superior a 1 h, enquanto a temperatura da mistura foi mantida abaixo de 20° C. Depois, a temperatura foi elevada para 35° C e agitada durante 2 h. Posteriormente, 90 mL de água destilada desionizada (DD) foi lentamente adicionada à solução, e a temperatura do sistema de reacção saltou instantaneamente para 70° C. Finalmente, 7 mL de H_2 O_2 (30 %) e 55 mL de água DD foi vertida no sistema de reacção, resultando na formação de uma suspensão amarela brilhante. A ONG foi separada por filtração, lavada por três vezes com HCl diluído (3%), e depois dispersa em água DD. A esfoliação da ONG foi abordada através da sonicação (200 w) da ONG em água DD à temperatura ambiente durante 1 h, gerando dispersões homogéneas da ONG.[146]

2.1.2. Conjugação de ácido fólico com óxido de grafeno (FA-NGO)

As moléculas FA foram conjugadas com a ONG. Em resumo, 5 g de NaOH e 5 g de ClCH2COONa foram adicionados a 100 mL de solução de ONG (1mg/mL). Após sonicação durante 2 h, o produto resultante (GO-COOH) foi neutralizado com HCl diluído e lavado durante cinco vezes com água DD por centrifugação. Em seguida, a suspensão da ONG-COOH foi dialisada contra água DD durante mais de 48 h para remover quaisquer iões. Posteriormente, 200 mg de ácido sulfanílico e 80 mg de nitrito de sódio foram dissolvidos em 20 mL de NaOH 0,25%. A solução da mistura foi adicionada em gotas até 26 mL de soluções de HCl 0,1 N num banho de gelo. A solução de sal diazónico foi adicionada à dispersão da ONG-COOH num banho de gelo com agitação durante 2 h. Depois de dialisar contra água DD durante mais de 48 h, a ONG-COOH sulfonada (GOSO3H) foi armazenada a 4° C. A ONG-SO3H foi então conjugada com FA utilizando uma modificação da reacção padrão EDC-NHS, tal como descrito por Jonsson et al.[147] 100 mg de dispersão NGO-SO3H foi activada por uma solução de EDC/NHS e tratada por ultra-sons durante 2 h. Finalmente, foram adicionados 20 mL de 0,5% de FA para formar uma solução mista e deixou-se reagir à temperatura ambiente durante 12 h. Os materiais não reagidos foram separados por diálise contra solução de bicarbonato de sódio (pH 8,0) durante 48 h, seguido de diálise contra água DD durante 24 h.

2.1.3. Fotossensibilizadores Clorofila carregada por FA-NGO (FA-GO- CHL)

A. Chlorophyll

No presente trabalho, a clorofila foi utilizada como sonofotosensibilizante; quimicamente activa por absorção de luz e/ou ultra-sons. A clorofila foi comprada à Molbase Chemicals Co. China. O sonofotosensibilizador obtido como pó com cor verde armazenado em frasco escuro à temperatura - 20° C e com Pureza: 99,9% por análise HPLC C34H36N4O6 e MW: 596.67300 g/mol. CHL foi dissolvido numa solução tampão esterilizada com PH = 7,4 e misturado com suspensão aquosa FA-NGO (0,5 mg/mL) à temperatura ambiente durante 24 h. Depois todo o sistema foi dialisado contra água DD durante 24 h. A curva padrão foi estabelecida numa gama de concentração de fármacos. Foram efectuadas medições UV-Vis de FA-NGO- CHL no solvente misturado (0,1 mL etanol + 2,9 mL DD). A eficiência de carga da clorofila foi calculada de acordo com a absorvância UV a 663 nm. Cada experiência foi repetida por três vezes. FA-NGO- CHL administrado a ratos portadores de tumor por injecção intraperitoneal (IP) durante 15 dias 18-20 horas antes da exposição a uma modalidade de tratamento foto e/ou sonodinâmico.

B. Células de Tumor Ehrlich Induzidas por Animais

Um total de 130 ratos albinos suíços com 60-65 dias de idade, com peso de 20 ± 2,0 g, foram comprados ao Instituto Nacional do Cancro, Universidade do Cairo.

Ehrlich ascites carcinoma células tumorais, 2×10^6 de origem mamária, diluídas aproximadamente (1-9) em 0,9% de soro fisiológico foram inoculadas subcutaneamente no lado esquerdo dos ratos. Os animais foram alojados em gaiolas de plástico e mantidos sob luz natural com dieta e água à disposição. Quando o tumor tinha crescido até cerca de 10 mm de diâmetro no 10° dia após a inoculação, o estudo de tratamento foi iniciado.

C. Limpeza Ética

A utilização de animais experimentais no protocolo de estudo foi realizada em conformidade com as directrizes éticas do Instituto de Investigação Médica, Universidade de Alexandria (Princípios Orientadores da Investigação Biomédica envolvendo Animais, 2011).

D. Tratamento e Exposição de Animais

Grupo I: (30mice)

a)   **10 ratos:** controlo sem tumor .

b)   **10 ratos:** Ratos portadores de tumores sem tratamento.

c)   **10 ratos:** Ratos portadores de tumores tratados apenas com (FA-NGO- CHL).

Grupo II: (20 ratos, grupo irradiado por laser)

a)   **10 ratos:** foram expostos a Laser Infravermelho (4000 Hz) durante 3 minutos.

b)   **10 ratos:** foram expostos a Laser Infravermelho (7000 Hz) durante 3 minutos.

Grupo III: (20 ratos, grupo de ultra-sons)

a)   **10 ratos:** foram expostos a ultra-sons pulsados durante 3 minutos.

b)   **10 ratos:** foram expostos a ultra-sons contínuos durante 3 minutos.

Grupo IV: (20 ratos, (FA-NGO- CHL), grupo laser)

Os ratos deste grupo foram injectados intraperitonealmente (IP) com (FA-NGO- CHL), depois o local do tumor será irradiado à luz laser nas mesmas condições do grupo II.

Grupo V: (20 ratos, (FA-NGO- CHL), grupo de ultra-sons)

Os ratos deste grupo foram injectados (IP) com (FA-NGO- CHL), depois foram divididos em 2 subgrupos. O local do tumor foi irradiado para ultra-sons nas mesmas condições do grupo III.

Grupo VI: (20 ratos, grupos de tratamento combinado)

a)   **10 ratos:** O local do tumor foi irradiado à luz laser (7000 Hz) durante 3 minutos, seguido de ultra-som pulsado durante 3 minutos.

b)   **10 ratos:** Injectados (IP) com (FA-NGO- CHL). Os locais do tumor foram irradiados à luz laser (7000 Hz) durante 3 min, seguido de ultra-som pulsado durante 3 minutos.

2.1.4. Exposição a laser

Para a exposição ao laser, os ratos foram anestesiados com éter dietílico. O pêlo sobre os tumores foi raspado. Os ratos foram fixados numa tábua com o tumor para cima. A sonda foi colocada quase sobre o tumor, o qual foi irradiado com laser durante três minutos nas diferentes condições mencionadas anteriormente. Após a PDT, os animais foram mantidos no escuro para evitar irritação da pele.

A exposição do tumor de ratos ao raio laser foi realizada utilizando um laser de díodo infravermelho, Figura 2.1 modelo LAS 50- Hi-Tech fysiomed, Alemanha operado a um comprimento de onda de 904 nm e uma potência de pico de 50 W a uma frequência até 7000 Hz. A unidade tem um grande menu de patologias pré-definidas. Para cada patologia, todos os parâmetros são pré-definidos e armazenados na memória, mas podem sempre ser modificados pelo terapeuta.

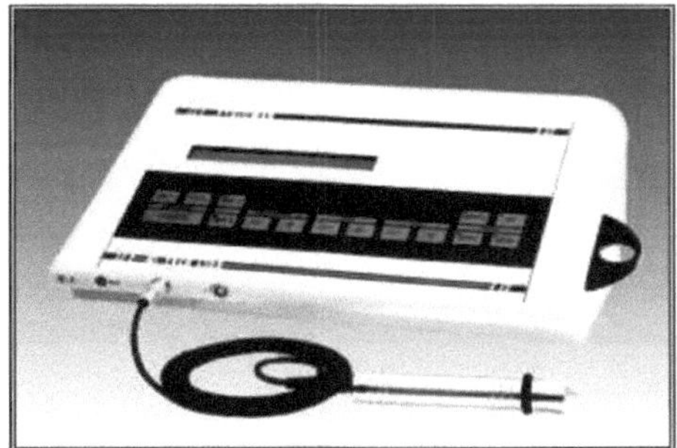

Figura 2.1. Fotografia da unidade laser infravermelha.

2.1.5. Exposição por ultra-som

Para a exposição por ultra-sons, os ratos foram anestesiados com éter dietílico. Os pêlos por cima dos tumores foram raspados. Os ratos foram fixados numa tábua com o tumor para cima. Depois de adicionado gel localmente, a sonda foi colocada quase sobre o tumor, que foi irradiado com ultra-sons durante três minutos, nas diferentes condições mencionadas anteriormente.

A exposição do Tumor de Ehrlich foi realizada utilizando um instrumento de terapia ultra-sónica (Modelo CSl Xangai, Fábrica nº 822, China). Este instrumento, Figura 2.2, utiliza um tubo electrónico para gerar uma oscilação eléctrica com frequência de 0,8 MHz e saída de energia que se converte em energia mecânica ultra-sónica por meio de um transdutor ultra-sónico (zirconato de cálcio -titanato). A energia mecânica ultra-sónica tem uma densidade de potência de feixe que pode ser ajustada de 0,5 a 3W/cm^2 . O tempo de sonocalização pode ser ajustado até 30 minutos, enquanto o tempo ajustado termina, a alimentação eléctrica é cortada automaticamente e pode ser emitido um som intermitente alarmante. Este instrumento funciona no modo de onda contínua com potência de saída de 0,5 - 3W/cm^2 ajustável em 11 passos e no modo pulsado (frequência de pulso 1000 Hz, rácio de funcionamento 1/3 e densidade média de potência de 0,15-1 W/cm^2).

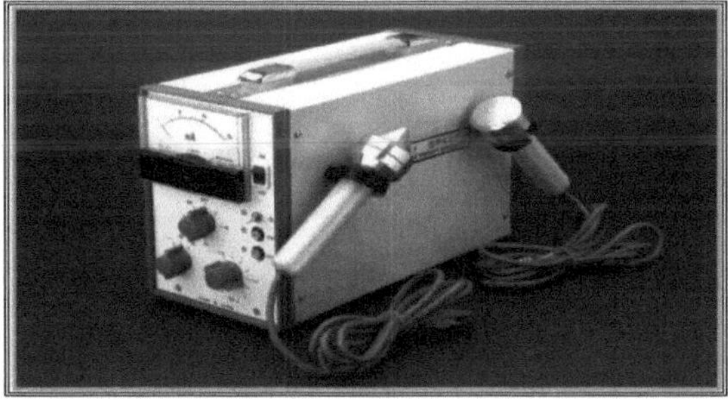

Figura 2.2. Fotografia da unidade ultra-sónica.

2.2. Métodos

2.2.1. Ensaio de Crescimento Tumoral

Durante a sessão de tratamento, o crescimento tumoral era examinado regularmente todos os dias. O comprimento e largura dos tumores foram medidos com um calibrador de lâminas e o volume do tumor foi calculado pela utilização da seguinte equação. [87]

$$\text{Tumor volume (mm3)} = \frac{22}{7} \times \frac{4}{3} \times \frac{Length}{2} \times \left(\frac{Wedth}{2}\right)^2 \tag{1}$$

2.2.2. Avaliação do Sonofotosensibilizador e SPDT

Duas semanas após o tratamento, os ratos foram sacrificados e os tumores foram dissecados, pesados (em gramas), os seus volumes foram medidos utilizando fluxo de medição cilíndrico. A taxa de inibição da massa tumoral e a taxa de crescimento do volume tumoral foram calculadas como se segue. [87]

$$Tumor\ Mass\ Inhibition\ Ratio\ (TMIR) =$$

$$\left(1 - \frac{Average\ tumor\ wei\ ght\ of\ the\ treated\ group}{Average\ tumor\ wei\ ght\ of\ the\ control}\right) \times 100 \tag{2}$$

2.2.3. Exame Histopatológico

Pequenos pedaços de células de Ehrlich Tumor dos grupos experimentais foram processados e examinados pelo método de Hematoxilina e Eosina (H&E) da seguinte forma [151]

1.   Os pequenos pedaços de células de Ehrlich Tumor foram fixados a 10% de formaldeído.

2.   Depois desidratado em graus ascendentes utilizando álcool.

3.   Embutido em parafina para produzir bloco de parafina.

4.   Os blocos foram cortados em 3-4 µm secções grossas e flutuaram em banho-maria.

5.   Limpeza com xileno, depois re-hidratação em graus decrescentes de álcool.

6.   Manchado com Haematoxlin e Eosin.

7.   Limpou novamente o etileno.

8.   Cobertas por lâminas de cobertura, as lâminas foram assim preparadas para serem examinadas por microscopia ligeira.

2.2.4. Exame Bioquímico

2,5 ml de sangue venoso foram retirados do coração, cavidades cardíacas e pleurais de todos os grupos de ratos. Esta amostra de sangue foi coagulada durante 20 minutos e depois centrifugada a 3000xg durante 20 minutos para separar o soro.

Todas as análises bioquímicas foram feitas no Auto-analisador Indiko Plus, como mostrado na Figura 2.3.

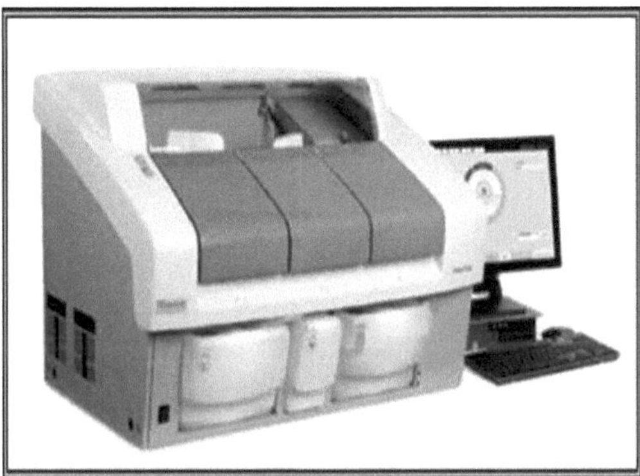

Figura 2.3. Auto-analisador Indiko Plus.

Quadro 2.1. Propriedades do Auto-analisador Indiko Plus

	Thermo Scientific Indiko Plus
Capacity	Up to 350 photometric tests / hour and 135 ISE tests / hour
On-Board Sample Capacity	Max 54 with 6 x 9 pos. sample rack
On-Board Reagent Capacity	Max 42 reagent positions
Walk-away time	Up to 3 hours
Water Consumption	2.5 liters /hour
Dimensions & Weight	94 cm / 37 in (W), 70 cm / 27,6 in (D), 62 cm / 24,4 in (H), 130 cm / 51 in (H) with the cover open, 110 kg / 242 lbs

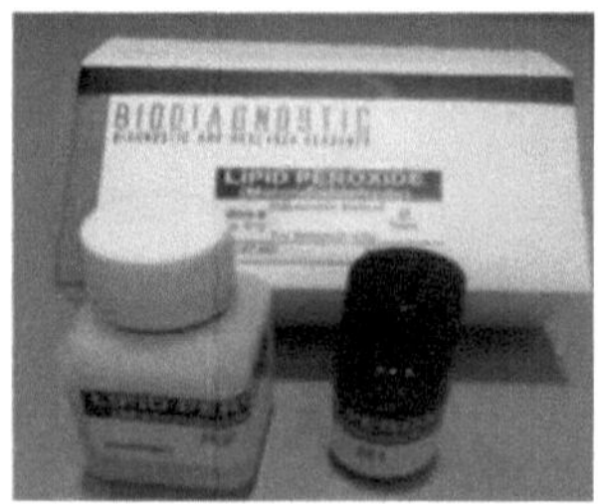

Figura 2.4. Kit de peroxidação lipídica.

2.2.4.1. Estimativa da peroxidação lipídica

Kit de ensaio de Malondialdeído (MDA) (Catálogo BioVision # K739-100)

I. Antecedentes

A quantificação da peroxidação lipídica é essencial para avaliar o stress oxidativo nos processos fisiopatológicos. A peroxidação lipídica forma malondialdeído (MDA) e 4- hidroxinonenal (4-HNE), como biprodutos naturais. A medição dos produtos finais da peroxidação lipídica é uma medida útil dos danos oxidativos. O Kit de ensaio de peroxidação lipídica da BioVision fornece uma ferramenta conveniente para a detecção sensível de MDA numa variedade de amostras. O MDA na amostra é reagido com ácido tiobarbitúrico (TBA) para gerar o adutor de MDA-TBA que pode ser facilmente quantificado colorimetricamente (OD 532 nm).

II. Conteúdo do Kit:

Quadro 2.2. O conteúdo do kit de peroxidação lipídica.

Componente	K739-100	Cor da tampa	Número da peça
Tampão de Lise MDA	25 ml	WM	K739-100-1
Solução de Ácido Fosfotúngstico	12,5 ml	NM	K739-100-2
BHT (100X)	1 ml	Púrpura	K739-100-3
TBA	4 garrafas	NM	K739-100-4
Norma MDA (4.17M)	100 gl	Amarelo	K739-100-5

III. Armazenamento e Manuseamento:

O kit foi armazenado a -20° C, protegido da luz. Todos os componentes foram autorizados a aquecer à temperatura ambiente antes de serem utilizados. Brevemente, os frascos foram centrifugados antes de serem abertos.

IV. Reconstituição de Reagentes:

Foi tomado um frasco de TBA e de 7,5 ml de ácido acético glacial (não fornecido) foi adicionado e misturado. O chorume foi transferido para outro tubo e dH2O foi adicionado a um volume final de 25 ml. depois misturado bem. Armazenado a 4°C.Estável durante 1 semana.

V. Protocolo de Ensaio de Quantificação MDA:

1. **Preparação da amostra**: Para amostras de plasma, 10 μĩ foi misturado com 500 μĩ de 42 mM H_2SO_4 (não fornecido) num tubo de microcentrifugação. 125 μl de Solução Ácida Fosfotungstica, depois adicionada e vortexada. à temperatura ambiente incubada durante 5 min., depois centrifugada durante 3 min. a 13.000 x g. o sedimento foi recolhido e ressuspenso em gelo com 100 μl ddH2O (com 2 μl BHT). O volume final foi ajustado a 200 μl com ddH2O.

2. **Curva Padrão MDA:** 10 μl do padrão MDA foi diluído com 407 μl de ddH2O para preparar uma solução 0.1 MDA, depois 20 μl da solução 0.1 MDA foi diluído com 980 μl de ddH2O para preparar um padrão MDA de 2 mM. Para análise colorimétrica, 0, 2, 4, 6, 8, 10 μl do Padrão MDA de 2 mM foi adicionado em tubos de microcentrifugação separados e ajustar o volume a 200 μl com ddH2O para gerar o Padrão 0, 4, 8, 12, 16 e 20 nmol.

3. **Desenvolver:** 600 μl de reagente TBA foi adicionado em cada frasco contendo padrão e amostra. Incubado a 95°C durante 60 min. Arrefecido à temperatura ambiente num banho de gelo durante 10 min. 200 μl (de cada 800 μl mistura de reacção) foi pipetado para uma microplaca de 96 poços para análise. Ocasionalmente, as amostras exibem uma turbidez que pode ser eliminada através de filtragem através de um filtro 0,2 μm. A TBA pode reagir com outros compostos nas amostras dando outros compostos coloridos. Estes não devem geralmente interferir com a quantificação do adutor TBA-MDA. **Nota:** Para maior sensibilidade, pode-se adicionar 300 μl n-butanol (não fornecido no kit) para extrair o adutor de MDA-TBA da mistura de reacção 800 μl. Se não conseguir a separação, adicionar 100 μl de NaCl 5 M e vortex vigorosamente. As camadas podem ser separadas por centrifugação (3 min. a 16.000 x g). Transferir e evaporar o n-butanol e dissolver o aduto MDA-TBA em 200 μĩ ddH2O e depois colocar na microplaca de 96 poços para análise.

4. **Medida:** Para análise colorimétrica, ler a absorvância a 532 nm.

5. **Cálculo:** a curva padrão MDA foi traçada e a quantidade de MDA na amostra de teste determinada em nmol por interpolação a partir da curva padrão. Valores de amostra correctos para quaisquer outras diluições realizadas durante a preparação da amostra.

$$C = [(A/(\text{ ml})] \times 4 \times D = nmol/ml$$

Onde: **A** : Quantidade de MDA de amostra da curva padrão (em nmol). **ml** : Volume de plasma original utilizado (por exemplo 0,010 ml). **4** : Correcção pela utilização de 200 µl da mistura de reacção 800 µî. **D** : Factor de diluição (se existir ANTES da quantidade ou volume original)

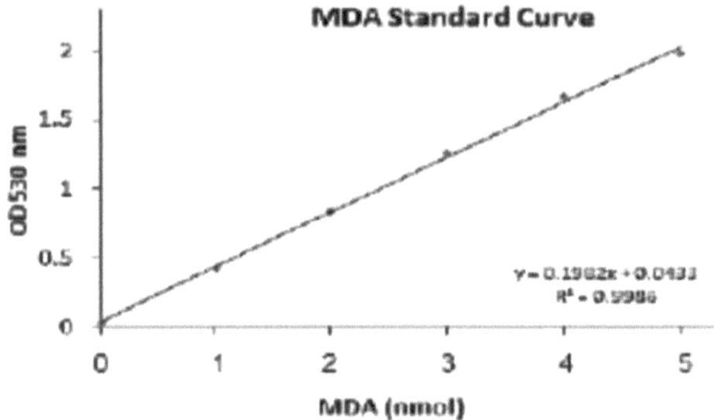

Figura 2.5. Curva padrão MDA.

2.2.4.2. Estimativa da Capacidade Antioxidante Total (TAC)

Kit de ensaio de Capacidade Antioxidante Total (TAC) (Catálogo BioVision #K274-100)

I. Antecedentes:

Os antioxidantes desempenham um papel importante na prevenção da formação e da eliminação de radicais livres e de outras espécies potencialmente oxidantes tóxicas. Existem três categorias de espécies antioxidantes: sistemas enzimáticos (GSH reductase, catalase, peroxidase, etc.), pequenas moléculas (ascorbato, ácido úrico, GSH, vitamina E, etc.) e proteínas (albumina, transferrina, etc.). Os diferentes antioxidantes variam no seu poder redutor. O Trolox é utilizado para padronizar os antioxidantes, sendo todos os outros antioxidantes medidos em equivalentes de Trolox.

A medição da capacidade antioxidante não enzimática combinada de fluidos biológicos e outras amostras fornece uma indicação da capacidade global para contrariar espécies reactivas de oxigénio (ROS), resistir a danos oxidativos e combater doenças relacionadas com o stress oxidativo. Em alguns casos, a contribuição antioxidante das proteínas é desejada, enquanto que noutros casos apenas é necessária a contribuição da pequena molécula antioxidante. A BioVision desenvolveu o Kit de Ensaio TAC, que pode medir tanto a combinação de antioxidantes de pequenas moléculas e proteínas como de pequenas moléculas isoladamente na presença da nossa Máscara Proteica patenteada. O ião Cu2+ é convertido em Cu+ tanto por uma pequena molécula como por proteínas. A Máscara Proteica impede a redução de Cu2+ por proteínas, permitindo a análise apenas dos antioxidantes de pequenas moléculas. O ião Cu+ reduzido é quelatado com uma sonda colorimétrica dando um amplo pico de absorção de cerca de 570 nm, proporcional à capacidade antioxidante total.

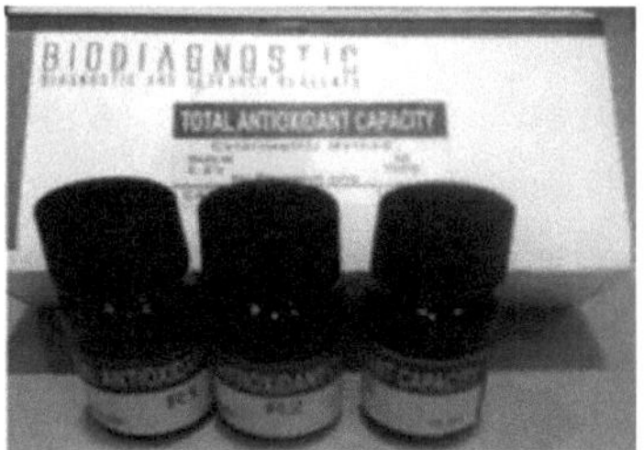

Figura 2.6. Kit de capacidade antioxidante total.

II. Conteúdo do Kit:

Quadro 2.3. O conteúdo da Capacidade Antioxidante Total (TAC)

Componente	K274-100	Código Cap	Número da peça
Reagente Cu2+	0,2 ml	Azul	K274-100-1
Diluente de ensaio	10 ml	WM	K274-100-2
Máscara Proteica	10 ml	NM	K274-100-3
Trolox Standard (1 µmol)	1 frasco	Amarelo	K274-100-4

III. Reconstituição de Reagentes:

1.   Reagente Cu2+, Diluente de Ensaio, Máscara Proteica: Pronto a usar conforme fornecido e pode ser mantido à temperatura ambiente.

2.   Padrão Trolox: o padrão Trolox liofilizado foi dissolvido em 20 µî de DMSO puro por vertxing, depois 980 µî de água destilada adicionada e misturada bem, gerando uma solução de 1 mM. Após reconstituição, alíquota e armazenada a - 20°C. O padrão reconstituído permaneceu estável durante 4 meses quando armazenado a -20°C.

IV. Medição de Antioxidantes:

1.   Curva padrão Trolox: 0, 4, 8, 12, 16, 20 µl da curva padrão Trolox foi adicionado aos poços individuais. O volume total foi ajustado a 100 µl com ddH2O para dar 0, 4, 8, 12, 16, 20 nmol do padrão Trolox.

2.   Preparação da amostra: O kit foi testado com soro, urina, meios de cultura, alimentos e bebidas. Não é necessária a purificação da amostra a partir destas fontes. Se apenas se desejar TAC de pequena molécula, as amostras devem ser diluídas 1:1 com máscara proteica. Os volumes de amostras entre 0 - 100 µî podem ser doseados por poço e devem ser feitos em duplicado. Para amostras de soro, sugerimos o ensaio 0,01 - 0,1 µî sem Máscara Proteica, ou 1 - 10 µî com Máscara Proteica. Todos os volumes dos poços devem ser ajustados a 100 µî com ddH2O.

A absorvância das amostras deve estar na gama linear da curva padrão (0 - 20 nmol/bolo). Se ficarem fora desta gama, devem ser rediluídas e reexecutadas. O limite de detecção do ensaio é de aproximadamente 0,1 nmol por poço (ou 1 µM) de Trolox.

3.   Preparação de soluções de trabalho: uma parte do reagente Cu2+ foi diluída com 49 partes de diluente de Ensaio. Foi diluída uma solução de trabalho suficiente para o número de ensaios. Cada poço requereu 100 µl de solução de trabalho Cu2+.

4.   Procedimento de ensaio:

1)   100 µl A solução de trabalho Cu2+ foi adicionada a todos os poços padrão e de amostra.

2)   A placa foi coberta e incubada à temperatura ambiente durante 1,5 horas.

3)   A absorvância foi lida a 570 nm utilizando o leitor de placas.

5.   Cálculos

1)   Curva padrão da parcela: a absorvância a 570 nm foi plotada em função da concentração de Trolox.

2)   Determinar as concentrações de amostra equivalente de antioxidante Trolox:

Capacidade antioxidante da amostra = $Sa\ Sv$ /= nmol ul ou equivalente a mM Trolox. Onde: Sa é a quantidade de amostra (em nmol) lida a partir da curva padrão e Sv é o volume de amostra não diluído adicionado aos poços.

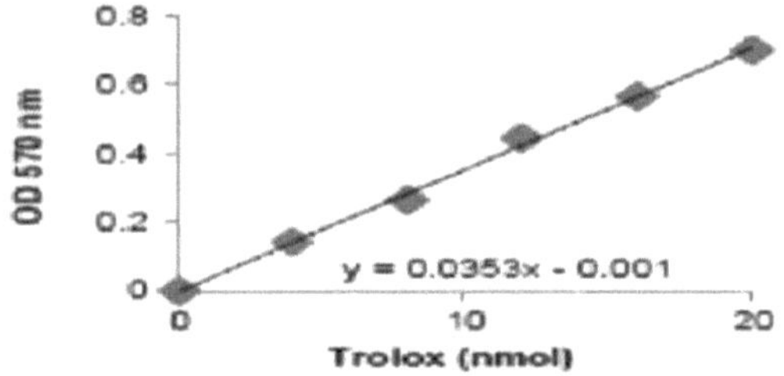

Figura 2.7. Curva padrão de concentração de Trolox.

2.2.4.3.   Estimativa da Actividade de Redutase de Glutatião (GR)

Kit de ensaio de actividade de Redutase de Glutationa (Catálogo BioVision #K761-100)

I. Antecedentes:

A Redutase de Glutationa (GR, EC 1.8.1.7) catalisa a redução dependente do NADPH de glutationa oxidada (GSSG) para glutationa reduzida (GSH), que desempenha um papel importante no ciclo redox de GSH que mantém níveis adequados de GSH reduzido. Uma elevada relação GSH/GSSG é essencial para a protecção contra o stress oxidativo. O Kit de Ensaio de Glutatião Redutase da BioVision é um ensaio colorimétrico altamente sensível, simples, directo e pronto para HTS para medir a actividade de GR em amostras biológicas. No ensaio, o GR reduz GSSG a GSH, que reage com 5, 5'-Dithiobis (ácido 2-nitrobenzoico) (DTNB) para gerar TNB2- (cor amarela, λmax = 405 nm). O ensaio pode detectar 0,1 - 40 mU/ml GR em várias amostras.

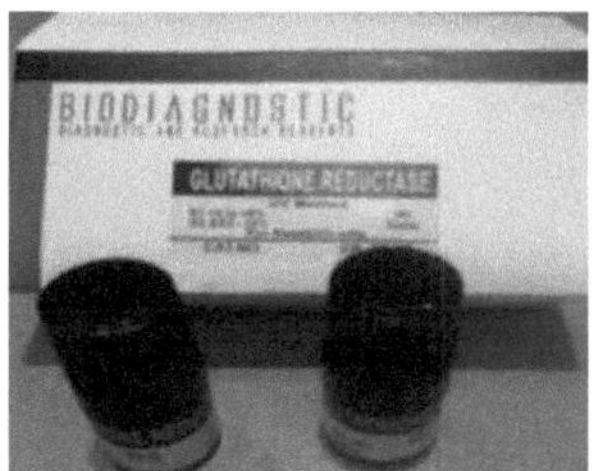

Figura 2.8. Kit de Redutase de Glutatião.

II. Conteúdo do Kit:

Quadro 2.4. O conteúdo da actividade de Redutase de Glutatião (GR)

Componente	K761-200	Cor da tampa	Número da peça
Tampão de ensaio GR	100 ml	NM	K761-200-1
3 % H2O2	1 ml	Laranja	K761-200-2
Catalase (liofilizado)	1 frasco	Limpar	K761-200-3
TNB Standard (liofilizado)	1 frasco	Castanho	K761-200-4
DTNB (liofilizado)	1 frasco	Vermelho	K761-200-5
NADPH-GNERAT™ (liofilizado)	2 ampolas	Azul	K761-200-6
GSSG (liofilizado)	1 frasco	Amarelo	K761-200-7
GR Controlo Positivo (10 mU; liofilizado)	1 frasco	Verde	K761-200-8

III. Armazenamento e Manuseamento:

O kit foi armazenado a -20°C, protegido da luz. Buffer de ensaio aquecido à temperatura ambiente antes de ser utilizado. As ampolas foram brevemente centrifugadas antes de serem abertas.

IV. Reconstituição de Reagentes e Considerações Gerais:

Catalase: a catalase liofilizada foi dissolvida com 1 ml de tampão de ensaio. A solução de catalase foi estável durante 1 semana a 4°C e 1 mês a -20°C.

TNB Standard: Dissolvido em 0,5 ml de tampão de ensaio para gerar 5 mM de TNB Standard. A solução padrão de TNB foi estável durante pelo menos 2 meses a -20°C.

Solução DTNB: DTNB dissolvido com tampão de ensaio de 0,45 ml, suficiente para 200 ensaios. A solução DTNB manteve-se estável durante 2 semanas a 4°C e 1 mês a -20°C.

NADPH-GNERAT™: um frasco dissolvido com 0,22 ml de tampão de ensaio; suficiente para 100 ensaios. A solução foi estável durante 10 horas a 4°C e 2 semanas a -20°C.

GSSG: GSSG dissolvido com tampão de ensaio de 1,3 ml, suficiente para 200 ensaios. A solução de GSSG manteve-se estável durante 2 semanas a 4°C e 2 meses a -20°C.

GR Controlo Positivo: GR liofilizado dissolvido em 100 µï Tampão de ensaio, alíquota em frascos, armazenado a -20°C. Foi estável durante 1 dia a 4°C e 1 mês a -20°C.

O Tampão de Ensaio estava à temperatura ambiente antes de ser utilizado. Manter as amostras, solução NADPH- GNERAT™ e padrão GR em gelo durante o ensaio.

V. Ensaio de Actividade de Redutase de Glutatião:

1. **Preparativos de amostras:** 0,1 ml de Erythrocytes sobre gelo em 4 volumes de tampão de ensaio a frio; centrifugado a 10.000 x g durante 15 min a 4°C; o sobrenadante recolhido para ensaio e armazenamento em gelo, o soro poderia ser testado directamente. Armazenado a -80°C.

2. **Amostra de pré-tratamento:** As amostras devem ser tratadas para destruir o GSH antes do ensaio. 100 µl amostra deve ser colhida, 5 µl 3% H_2O_2 adicionado, misturado e incubado a 25°C durante 5 min. Depois devem ser colhidas 5 µl de catalase adicionada, misturada e incubada a 25°C durante mais 5 min. 2 -50 µl das amostras pré-tratadas adicionadas numa placa de 96 poços, sendo o volume levado a 50 µl com Tampão de Ensaio.

3. **Curva Padrão TNB:** 0, 2, 4, 6, 8, 10 µl do Padrão TNB foi adicionado em placa de 96 poços em duplicado para gerar 0, 10, 20, 30, 40, 50 nmol/ padrão de poços. O volume final foi levado a 100 µl com Tampão de Ensaio.

4. **Mistura de Reacção:** devem ser misturados reagentes suficientes para o número de ensaios a serem realizados. Para cada poço, um total de 50 µl Reaction Mix preparado:

40 µl Tampão de ensaio GR

2 µl Solução DTNB

2 pl NADPH-GNERAT™ solução

6 pl solução GSSG

50 pl da mistura de reacção foi adicionado a cada amostra de teste misturada bem. OD 405 nm medida a T1 (leitura A1). a reacção incubou a 25°C durante 10 min (ou incubou mais tempo se a actividade GR foi baixa), protegida da luz, OD 405 nm medida novamente a T2 (leitura A2). ΔA405 nm = A2 - A1.

Nota: É essencial ler A1 e A2 no intervalo linear de reacção.

5. **Cálculo:** Traçar a Curva Padrão TNB. Aplicar o ΔA405nm à curva padrão do TNB para obter ΔB nmol de TNB (quantidade de TNB gerada entre T1 e T2 nos poços de reacção).

$$GR\ Activity\ = \frac{\Delta B}{(T2 - T1)x\ 0.9x\ V}$$

$$Sample\ Dilution\ Factor\ =\ nmol/min/ml\ =\ mU/mL \tag{3}$$

Onde: ΔB é a quantidade de TNB da Curva padrão de TNB (em nmol).

T1 é o momento da primeira leitura (A1) (em min).

T2 é a hora da segunda leitura (A2) (em min).

V é o volume da amostra pré-tratada adicionado ao poço de reacção (em ml).

0,9 é o factor de alteração do volume da amostra durante o procedimento de pré-tratamento da amostra.

Definição da unidade: Uma unidade é definida como a quantidade de enzima que gera 1,0 μmol de TNB por minuto a 25°C. A oxidação de 1 mol de NADPH para NADP+ gerará finalmente 2 mol TNB, portanto, 1 unidade de TNB é igual a 0,5 unidade de NADP

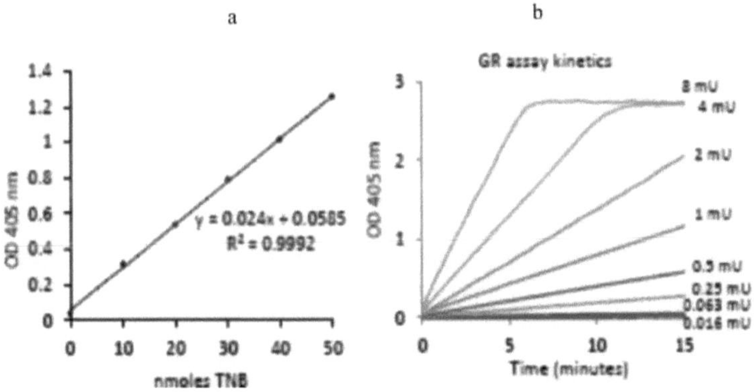

Figura 2.9. a; curva padrão TNB e b; ensaio de actividade de Redutase de Glutatião.

2.2.4.4. Estimativa da Actividade de Glutathione-S-Transferase (GST)

GST Kit de ensaio de actividade colorimétrica (Catálogo BioVision #K263-100)

I. Antecedentes:

A glutationa S-transferase (GST, EC 2.5.1.18) é uma família de enzimas que desempenha um papel importante na desintoxicação dos xenobióticos. GST catalisa a ligação do tiol de glutatião aos electrófilos. O glutatião é utilizado para a remoção de compostos potencialmente tóxicos, incluindo os produzidos em resultado do stress oxidativo, e faz parte do mecanismo de defesa que neutraliza os efeitos mutagénicos, carcinogénicos e tóxicos de tais compostos. O *Kit de Ensaio de Actividade Colorimétrica de GST* baseia-se na reacção catalisada de GST entre GSH e o substrato de GST, CDNB (1-cloro-2,4-dinitrobenzeno, que tem a mais ampla gama de detectabilidade de isozime (por exemplo, alfa, mu-, pi-, e outras isoformas de GST, excepto teta). Sob certas condições, a interacção entre glutationa e CDNB está totalmente dependente da presença de GST activo.

A formação GST-catalítica de GS-DNB produz um tioéter de dinitrofenilo que pode ser detectado por espectrofotometria a 340 nm. Uma unidade de actividade de GST é definida como a quantidade de enzima que produz 1 µmol de conjugado de GS-DNB/min sob as condições do ensaio. O kit pode detectar actividade de GST no lisado de células brutas ou fracções de proteínas purificadas, e pode quantificar proteínas de fusão com marcação de GST. Detectar limite: GST activo < 1mU.

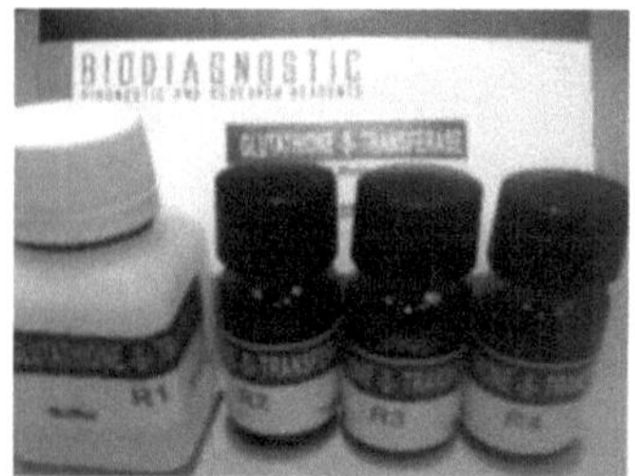

Figura 2.10. Kit de Glutationa S-Transferase (GST).

II. Conteúdo do Kit:

Quadro 2.5. O conteúdo da actividade Glutathione-S-Transferase (GST).

Componente	K263-100	Código Cap	Número da peça
Buffer de ensaio GST	25 ml	WM	K263-100-1
Substrato GST (CDNB)	0,1 ml	Vermelho	K263-100-2
Glutatião (GSH, liofilizado)	2 x 17 mg	Amarelo	K263-100-3
GST Controlo Positivo	10 µî	Verde	K263-100-4

III. Preparação de Reagentes e Condições de Armazenamento:

Tampão de ensaio GST: armazenado a 4 °C

GSH: 275 µĩ do Tampão de Ensaio GST foi adicionado a cada frasco imediatamente antes da sua utilização. Uma ampola é suficiente para 50 ensaios. A solução restante foi mantida a -20°C durante 1 semana.

CDNB: Este frasco contém uma solução de DMSO de 1-cloro-2, 4-dinitrobenzeno (CDNB) e foi armazenado a -20°C.

GST Controlo Positivo: Armazenado a -20 °C

IV. Directriz de preparação de amostras:

Preparação de amostras de Plasma e Erythrocyte:

1. O sangue tratado com anticoagulante foi centrifugado a 1000 x g durante 10 min a 4°C.

2. A camada superior de plasma (sem perturbar a camada de búfalo branco) foi transferida para um novo tubo e armazenada em gelo para ensaio ou armazenada a -80°C para utilização futura. O plasma permaneceu estável durante 1 mês.

3. A camada de búfalo branco foi removida e descartada (leucócitos).

4. Os eritrócitos (glóbulos vermelhos) foram lisados em 4 vezes o seu volume de tampão de ensaio de GST gelado.

5. Depois foi centrifugado a 10.000 x g durante 15 min a 4°C.

6. O sobrenadante (lisado de eritrócitos) foi transferido para um novo tubo, e utilizado para o ensaio de GST. As restantes amostras foram armazenadas a -80°C para utilização futura e são estáveis durante pelo menos um mês.

V. Protocolo de Ensaio GST:

1. **Amostra, Controlo Negativo e Preparação de Controlo Positivo**: as amostras foram preparadas num volume total de 50 µĩ com tampão de ensaio de GST, incluindo um controlo negativo com 50 µl de tampão de ensaio de GST apenas. Para Controlo Positivo de GST, foi diluído 100 vezes adicionando 2 µl de Controlo Positivo em 198 µl Tampão de Ensaio de GST, 2-10 µl de Controlo Positivo de GST diluído foi adicionado ao poço (s) desejado e ajustado o volume final para 50 µl com Tampão de Ensaio de GST.

2. **Adição de glutatião**: 5 µl de Glutatião foi adicionado a cada poço contendo a amostra ou controlo acima.

3.   **Mistura do substrato:** foram misturados reagentes suficientes para o número de ensaios a realizar. Para cada poço, foi preparado um total de 50 µl Substrate Mix contendo:

Buffer de ensaio GST 49 pl, GST Substrate (CDNB) Solução 1 pl, depois foi misturado poço e 50 pl da Mistura transferida para cada amostra (incluindo o padrão) poço.

4.   **Medição:** a placa foi cuidadosamente cortada para iniciar a reacção. A absorvância foi lida uma vez por minuto a 340 nm utilizando um leitor de placas para obter pelo menos 5 pontos de tempo. Para amostras de baixa actividade de GST, a reacção foi continuada por períodos de tempo mais longos

5.   **Cálculo dos resultados do ensaio de GST:**

a)   A mudança na absorção ($\Lambda\Lambda$340) foi determinada por minuto por:

i.   Plotagem dos valores de absorção em função do tempo para obter a inclinação (taxa) da porção linear da curva.

ii.   Dois pontos na parte linear da curva foram seleccionados e determinaram a alteração da absorvância durante esse tempo, usando a seguinte equação:

$$\Delta A340/\text{min} = \frac{A340\ (Time\ 2) - A340\ (Time\ 1)}{Time\ 2\ (min) - Time\ 1\ (min)} \qquad (4)$$

b)   A taxa de ΛA340 min para os poços de fundo foi determinada e a taxa subtraída da dos poços de amostra.

c)   A seguinte fórmula foi utilizada para calcular a actividade de GST (U/ml de amostra). A taxa de reacção a 340 nm foi determinada utilizando o coeficiente de extinção GS-DNB a 340 nm 0,0096 pM-1cm-1. O valor foi ajustado para o comprimento do percurso da solução no poço de 0,2893 cm).

$$GST\ Activity = \frac{\Delta A340min-1\ x\ Reaction\ Volume\ (ml)}{0.0096\ \mu mol-1cm-1x\ 1000\ ml\ x\ 0.2893\ cm\ x\ V} \times D = \Delta A340min -$$
$$1/\ x\ 0.036x\ D/V\ (\mu mol/min/ml \qquad (5)$$

Onde:

0,0096 µmol-1 cm-1 é o coeficiente de extinção do aduto glutahione-DNB. V = Volume de Amostra adicionado ao poço (ml), D = Factor de Diluição da Amostra, 0,2893 cm é o percurso ligeiro do Volume de Reacção de 0,1 ml numa placa de poço Greiner Bio One 655101 96 (cm). As outras placas devem ser calibradas para obter resultados precisos.

Definição da unidade: Uma unidade é a quantidade de enzima que conjuga 1,0 µmol ofl- Chloro-2,4-Dinitrobenzeno com glutationa reduzida por minuto a pH 6,4 a 25°C.

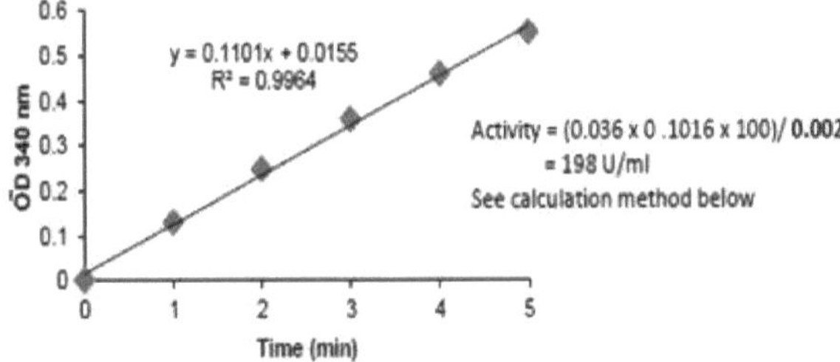

Figura 2.11. Ensaio cinético de GST, de acordo com o protocolo descrito.

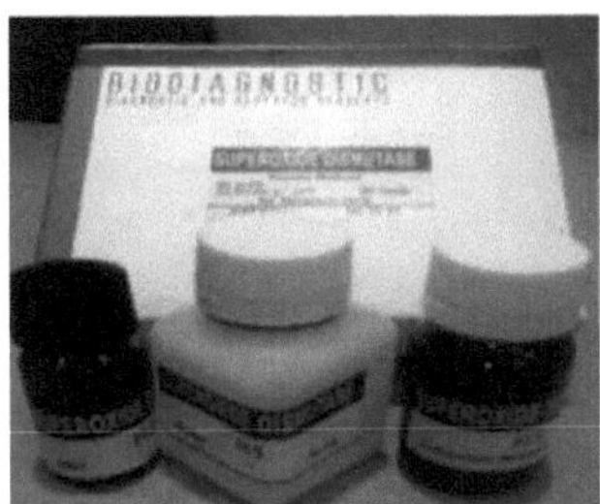

Figura 2.12. Kit de Desmutase Superóxida.

2.2.4.5. Estimativa da Actividade de Desmantelamento de Superóxidos (SOD)

Kit de ensaio de Actividade de Desmutase Superóxida (SOD) (Catálogo BioVision #K335-100)

I. Antecedentes:

A superóxido dismutase (SOD, EC1.15.1.1) é uma das mais importantes enzimas anti-oxidantes. Catalisa a dismutação do anião superóxido em peróxido de hidrogénio e oxigénio molecular. O kit de ensaio sensível SOD utiliza o WST-1 que produz um corante de formazan solúvel em água aquando da redução com ânion superóxido. A taxa de redução com um anião superóxido está linearmente relacionada com a actividade da xantina oxidase (XO), e é inibida pela SOD (abaixo). Portanto, a actividade de inibição da SOD pode ser determinada por um método colorimétrico.

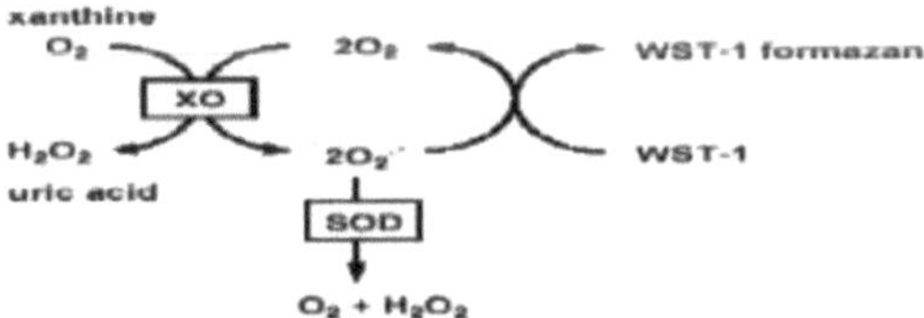

Figura 2.13. A actividade de inibição da SOD.

Conteúdo do Kit:

Quadro 2.6. O conteúdo da actividade de Desmutase Superóxida (SOD)

Componente	K335-100	Cor da tampa	Número da peça
Solução WST	1 ml	Vermelho	K335-100-1
Solução enzimática SOD	20 µl	Verde	K335-100-2
Tampão de ensaio SOD	20 ml	WM	K335-100-3
Tampão de Diluição de SOD	10 ml	NM	K335-100-4

II. Preparação de Reagentes e Condições de Armazenamento:

Solução de trabalho WST: o 1 ml de solução WST foi diluído com 19 ml de solução tampão de ensaio. A solução diluída foi estável por até 2 meses a 4°C.

Solução Enzimática de Trabalho: a Solução Enzimática foi centrifugada durante 5 segundos. Misturado bem por pipetagem (o passo foi necessário, pois a enzima tem duas camadas e deve ser misturada bem antes da diluição). 15 µî diluído com 2,5 ml de Tampão de Diluição. A solução enzimática diluída permaneceu estável até 3 semanas a 4°C.

III. Preparação da amostra:

Amostras de sangue: o sangue foi colhido utilizando citrato ou EDTA. Centrifugado a 1.000 xg durante 10 min a 4°C. A camada de plasma foi transferida para um novo tubo sem perturbar a camada buffy e armazenada a -80°C até estar pronta para análise. A camada buffy foi removida do sedimento de eritrócitos. Os eritrócitos foram ressuspensos em 5X volume de água destilada fria e centrifugados a 10.000 x g durante 10 min para granular as membranas eritrócitas. O sobrenadante foi armazenado a -80°C até estar pronto para análise. O plasma foi diluído aproximadamente 3 - 10x e o lisado de eritrócitos diluído aproximadamente 100X antes do ensaio de SOD.

IV. Protocolo de ensaio de SOD:

*Refer à Tabela 1 para a quantidade de solução em cada poço.

1.   20 µl de Solução de Amostra foi adicionado a cada amostra e poço branco 2 e 20 µl H2O foi adicionado a cada poço Branco 1 e Branco 3 (Tabela 2.7).

2.   200 µl da Solução de Trabalho WST foi adicionado a cada poço.

3.   20 µl de Tampão de Diluição foi adicionado a cada poço Blank 2 e Blank 3.

4.   20 µl de solução de trabalho enzimático foi adicionado a cada amostra e ao poço Blank 1, misturado completamente.

Nota: uma vez que o superóxido será libertado imediatamente após a adição da solução enzimática de trabalho a cada poço, foi utilizada uma pipeta de múltiplos canais para evitar o atraso do tempo de reacção de cada poço.

5. Incubar as placas a 37°C durante 20 minutos.

6. Ler a absorção a 450 nm usando um leitor de microplaca.

7. Calcular a actividade da SOD (taxa de inibição %) usando a seguinte equação.

$$SOD\ Activity\ (inhibition\ rate\ \%) = \frac{(Ablank1 - Ablank3) - (Asample - Ablank2)}{(Ablank1 - Ablank3)} \times 100 \tag{6}$$

Quadro 2.7. Quantidade de cada solução para amostras e espaços em branco

	amostra	em branco 1	em branco 2	branco 3
Amostra de solução	20 gl		20 gl	
ddH2O		20 gl		20 gl
Solução de trabalho WST				
Solução de trabalho enzimático	20 gl	20 gl		
Tampão de diluição			20 gl	20 gl

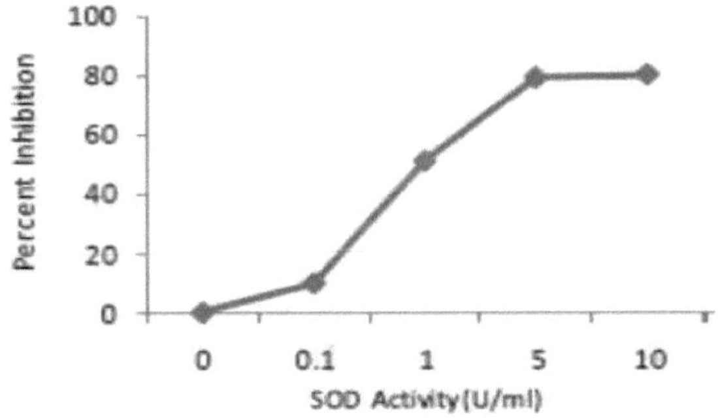

Figura 2.14. A parcela entre a actividade SOD (u/ml) e a inibição percentual.

2.2.4.6. Estimativa da Actividade da Catalase (CAT)

Kit de ensaio colorimétrico de actividade catalítica(Catálogo BioVision #K773-100)

I. Antecedentes:

Catalase (EC 1.11.1.6) é uma enzima antioxidante ubíqua que está presente em quase todos os organismos vivos. Funciona para catalisar a decomposição do peróxido de hidrogénio (H202) em água e oxigénio. O Kit de Ensaio de Catalase da BioVision fornece um ensaio altamente sensível, simples, directo e pronto para HTS para medir a actividade catalítica em amostras biológicas. No ensaio, a catalase reage primeiro com H2O2 para produzir água e oxigénio, o H2O2 não convertido reage com a sonda OxiRed™ para produzir um produto, que pode ser medido a 570 nm (método colorimétrico). O kit pode detectar 1 µυ ou menos de actividade catalítica em amostras.

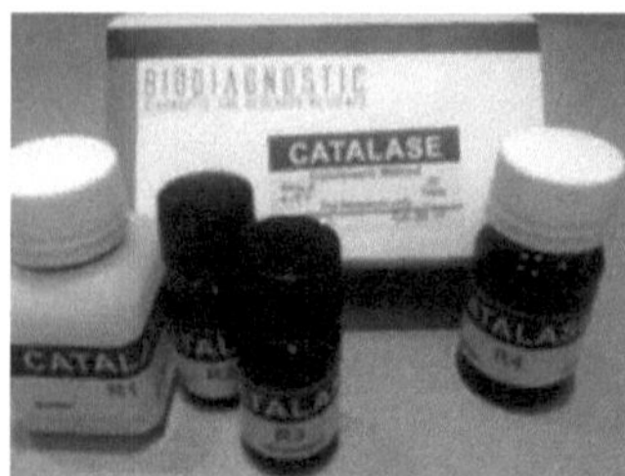

Figura 2.15. Kit Catalase.

III. Armazenamento e Manuseamento:

Kit armazenado a 4°C, protegido da luz. O tampão de ensaio aqueceu à temperatura ambiente antes de ser utilizado. Os frascos centrifugados brevemente antes de serem abertos.

IV. Reconstituição de Reagentes e Considerações Gerais:

OxiRed™ Sonda: Brevemente aquecido para derreter completamente a solução DMSO. Armazenada a 4°C, protegida da luz. Utilizada no prazo de dois meses.

HRP: Dissolvido com 220 µl Tampão de Ensaio. Armazenar a 4°C. Usado no prazo de dois meses.

Solução de Controlo Positivo: 500 µl Tampão de Ensaio adicionado ao Controlo Positivo. Alíquota e armazenamento a -20°C. Solução de Controlo Positivo diluída foi estável durante 2-3 dias a 4°C & durante 2 meses a -20°C.

Nota: Manter as amostras, HRP e Catalase no gelo enquanto em uso.

V. Ensaio de Actividade Catalase:

1.   Amostras e Preparativos de Controlo Positivo: 0,2 ml de Erythrocytes em gelo em 0,2 ml de tampão de ensaio a frio; centrifugado a 10.000 x g durante 15 min a 4°C; o sobrenadante recolhido para ensaio, mantido em gelo. As amostras líquidas podem ser testadas directamente. As amostras armazenadas a -80°C foram analisadas mais tarde. 2 - 78 µl de amostras ou 1 - 5 µl Solução de Controlo Positivo adicionada em cada poço, e volume ajustado ao total de 78 µl com Tampão de Ensaio. Amostra de Alto Controlo (HC) preparada com a mesma quantidade de amostra em poços separados, depois trazer volume total para 78 µl com Tampão de Ensaio. 10 µl de Solução Stop adicionada à amostra HC, misturada e incubada a 25°C durante 5 min para inibir completamente a actividade catalítica nas amostras como Controlo Elevado.

2.　　**Curva Padrão** H_2O_2: 5 pl de 0,88M H_2O_2 diluído em 215 pl dH_2O para gerar 20 mM $H_2 O_2$, depois 50 pl dos 20 mM $H_2 O_2$ tomado e diluído em 0,95 ml $dH_2 O$ para gerar 1 mM $H_2 O_2$. 0, 2, 4, 6, 8, 10 pl de 1 mM $H_2 O_2$ solução adicionada em placa de 96 poços para gerar 0, 2, 4, 6, 8, 8, 10 nmol/poço padrão H_2O_2. O volume final a 90 pl trazido com Tampão de Ensaio. 10 pl de solução de paragem adicionada em cada poço.

Nota: O H_2O_2 diluído estava instável, preparar sempre uma nova diluição.

3.　　**Reacção da Catalase:** 12 pl frescos 1 mM H_2O_2 adicionados em cada poço de ambas as amostras e amostra HC para iniciar a reacção, incubados a 25°C durante 30 min, e depois 10 pl Solução Stop adicionados em cada poço de amostra para parar a reacção (Nota: Os poços de Alto Controlo e curva padrão já contêm a Solução Stop).

4.　　**Desenvolver o Mix.**

5.　　Reagentes suficientes para o número de ensaios misturados a serem realizados. Para cada poço preparar uma mistura de revelador 50 pl contendo: 46 pl Tampão de ensaio, 2 pl OxiRed™ Sonda, 2 pl Solução de HRP 50 pl da mistura de revelador adicionado a cada amostra de ensaio, controlos e padrões. Misturar bem e incubar a 25°C durante 10 minutos. OD 570 nm medidos num leitor de placas.

Nota: Para quantidades baixas de catalase, pode ou aumentar o tempo de incubação antes de adicionar a Solução Stop ou utilizar o método fluorométrico. Para o método fluorométrico, diminuir a quantidade de 1 mM H_2O_2 para 1,5 µî e OxiRed™ Sonda para 0,3 µî na reacção; compensar o volume com Tampão de Ensaio.

6.　　**Cálculo: A** mudança de sinal por catalase na amostra é ΔA = AHC - Uma amostra. AHC é a leitura da amostra Alta Controlo, A Amostra é a leitura da amostra em 30 minutos. Traçar a Curva Padrão H_2O_2. Aplicar o ΔA à curva padrão de H_2O_2 para obter B nmol de H_2O_2 decomposto por catalase em 30 min. de reacção.

A actividade catalítica pode ser calculada:

$$Catalase\ Activity = \frac{B}{30XV} \times Sample\ Dilution\ Factor = \frac{\frac{nmol}{min}}{ml} = \frac{mU}{mL} \qquad (7)$$

Onde: B é a quantidade de H2O2 decomposta da Curva Padrão de H2O2 (em nmol). **V** é o volume da amostra pré-tratada adicionado ao poço de reacção (em ml). **30** é o tempo de reacção 30 min.

Definição da unidade: Uma unidade de catalisase é a quantidade de catalisase que decompõe 1,0 µmol de H2O2 por minuto a pH 4,5 a 25 °C.

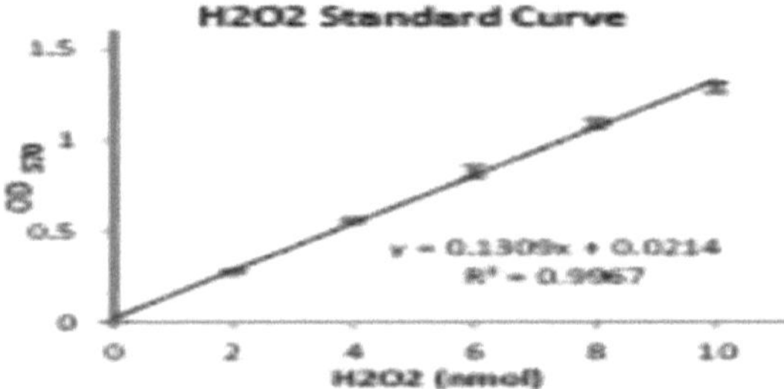

Figura 2.16. Curva padrão de H2O2.

2.2.4.7. Determinação da Creatinina (Creatinine Kit of Diamond Co., EUA)

I. Reagentes:

R1 Padrão de creatinina	2,0 mg/dl
R2 Ácido pícrico	14 mmol/l
R3 Hidróxido de sódio	250 mmol/l

II. Procedimento:

Comprimento de onda 492 nm

Caminho óptico 1 cm

Temperatura de incubação 25 °C

Ajuste zero Ar ou água destilada

Pipetar para cuvette Solução de trabalho (R1+R2)	Cuvette Standard 1 ml	Amostra de Cuvette 1ml
Cr padrão	100 µl	—
Amostra	—	100 µl

Após exactamente 20 segundos foi registada a absorvância A1 contra água destilada a 505 nm. Exactamente 60 segundos após a A1, a absorvância A2 foi registada e $\Delta A = A2 - A1$ foi determinada.

\III. Cálculo:

Cone de creatinina sérica, (mg/dl) = ΔA Espécimen/ΔA Padrão x 2 (8)

IV. Valor Normal:

Soro Masculino: 0,6 - 1,2 mg/dL (53 - 106 µmol/L)

Feminino: 0,5 - 1,0 mg/dL (44 - 88 µmol/L)

2.2.4.8. Determinação da ureia sanguínea (Kit de Ureia da Diamond Co., EUA)

I. Princípio

A reacção envolvida no sistema de ensaio é a seguinte: A ureia é hidrolisada na presença de água e urease para produzir amoníaco e dióxido de carbono.

$$- \text{Urea} + H_2O \xrightarrow{\text{urease}} 2\,NH_3 + CO_2$$

O amoníaco livre num pH alcalino e na presença de um indicador forma um complexo colorido proporcional à concentração de ureia na amostra.

II. Reagentes:

- Ureia padrão(St)

- Reagente 1 (tampão R1)

Tampão fosfato pH 8. salicilato de	50 mg/dl
sódio Nitroprussiato de sódio	100 m mol/l
EDTA	80 m mol/l
- Reagente 2 (enzima R2)	6,0 m mol/l
Urease	30 m mol/l
- Reagente 3 (R3 Alcalino)	> 6000 U/l
Hidróxido de sódio	80 m mol/l
Hipoclorito de sódio	20,0 m mol/l

III. Procedimento:

Comprimento de onda578   nm

Ajuste zeroBlank

1-   1ml de R1 (Tampão) foram adicionados em três tubos (Blank, Standard e specimen).

2-   Foi adicionada uma gota em cada tubo de R2.

3-   10 µĩ de padrão foram adicionados ao tubo padrão, e 10 µĩ de espécime foram adicionados ao tubo de espécime.

4-   Cada conteúdo de tubo foi misturado e incubado durante 3 minutos a 37° C.

5-   200 ml de R3 foram adicionados em todos os tubos.

6-   Absorção de amostra (A specimen) e padrão (A standard) foram medidos em relação a um branco reagente.

IV. Cálculo:

$$Serum\ urea\ conc.\,(mg/dl)\ = A\ Specimen\ /\ A\ Standard\ x\ 50 \tag{9}$$

V. Valor normal:

Soro: 10 - 50 mg/dL (1,7 - 8,3 mmol/L)

2.2.4.9. ALT (GPT) Teste colorimétrico (ALT Kit of Diamond Co., EUA)

I. Metodologia

$$\text{L- Alanine+2 Oxaglutarate} \xrightarrow{\textbf{ALT/GPT}} \text{Pyruvate+Glutamate}$$

ALT/GPT é medido através da monitorização da concentração de hidrazona pirúvica formada com 2, 4 dinitrofenil - hidrazina.

II. Reagentes

Conteúdos		Concentrações iniciais de soluções
R1.	Tampão fosfato de substrato GPT pH7,5 Alanina α-ketoglutarate	95 mmol/L 200 mmol/L 2 mmol/L
R2.	Reagente de cor 2,4 dinitrofenil hidrazina	1 mmol/L
Padrão (Pyruvate). Reagente adicional: Hidróxido de sódio (0,4 N)		

III. Procedimento:

Comprimento de onda	505 nm (490-520 nm)
Caminho óptico	1 cm de comprimento do caminho
Temperatura de incubação	37° C
Zeroadjustment	Contra água destilada

Procedimento para curva padrão

Tubo No.	1	2	3	4	5	6
Água destilada	0,2ml	0,2ml	0,2ml	0,2ml	0,2ml	0,2ml
R1	1ml	0,9ml	0,8ml	0,7ml	0,6ml	0,5ml
STD	-	0,1ml	0,2ml	0,3ml	0,4ml	0,5ml
R2	1ml	1ml	1ml	1ml	1ml	1ml
Misturado, incubado à temperatura ambiente durante 20 minutos.						
NaOH (0.4N)	10ml	10ml	10ml	10ml	10ml	10ml
Misturado, incubado à temperatura ambiente durante 5 minutos e medir a absorvância.						
ALT/GPT unidades/ml	0	25	50	83	126	-

Procedimento para amostra

Pipetar para tubo de ensaio		
	Em branco	Amostra
R1		500 gl
Amostra		100 gl
Água desionizada	500 gl - 100gl	-
Misturado, incubado durante exactamente 30 min. a 37° C		
R2	500 gl	500 gl
Misturado, deixar ficar exactamente 20 mit. A 20-25°C		
NaOH (0.4N)	5,0 ml	5,0 ml
Misturado, Realizar fotometria após incubação durante 5 minutos a 20-25°C		

IV. Cálculo

Calcular a concentração de ALT/GPT (unidades /mL) de soro utilizando a curva padrão.

Valores normais

ALT/GPT<   45 unidades/ML

2.2.4.10. Reagente AST (GOT) (AST Kit of Diamond Co., EUA)

I. Metodologia

$$\text{L- Aspatate + 2- oxoglutarate} \xrightarrow{\text{AST}} \text{Oxalacetate + Glutamate}$$

$$\text{Oxaloacete + NADH} \xrightarrow{\text{MDH}} \text{L- Malate + NAD}$$

$$\text{Sample Pyruvate + NADH} \xrightarrow{\text{LDH}} \text{L- Lacate + NAD}$$

1. 2. 3.	AST presente nas amostras catalisa a transferência do grupo amino do L- aspartato para o 2-oxoglutarato formando oxaloacetato e L-glutamato. Oxaloacetato na presença de NADH e Malate desidrogenase (MDH), é reduzido a L-malato. Nesta reacção, o NADH é oxidado ao NADH. A reacção é monitorizada medindo a taxa de diminuição da absorvância a 340nm devido à oxidação de NADH a NADH. A adição de desidrogenase láctica (LDH) ao reagente é necessária para conseguir uma rápida e completa redução do piruvato endógeno de modo a não interferir com o ensaio.

II. Reagentes

Conteúdos	Concentrações iniciais
R1. Tampão Tris pH7,5	80 mmol/L
L-Aspartate	240 mmol/L
LDH	≥1500U/L
MDH	≥ 800 U/L
R2. Substrato	12 mmol/L
Oxoglutarato	0,18 mmol/L

III. Procedimento:

- Procedimento para início do substrato

Pipetas em cuvetes/tubo de ensaio

	25°C ou 30°C	37°C
R1	1 ml	1 ml
Amostra	200 µl	100 µl
Misturado, Incubado durante pelo menos 1 minuto.		
R2	250 l	250 µl
Misturar suavemente e ler a absorvância após um minuto, e repetir a leitura da absorvância exactamente após 1, 2 e 3 minutos. Calcular a média de ΔA/ min		

Comprimento de onda 340 nm (334-365 nm)

Caminho óptico 1 cm de comprimento do caminho

Temperatura de incubação **25°C, 30°C** ou 37°C

Ajuste zero Contra água destilada

Inclinação da reacção Diminuindo

Procedimento para amostra

Pipetas em cuvetes/tubo de ensaio		
	25°C ou 30°C	37°C
Amostra de reagente de trabalho	1 ml 200 gl	1 ml 100 gl
Misturado, Incubado durante pelo menos 1 minuto.		
Misturar suavemente e ler a absorvância após um minuto, e repetir a leitura da absorvância exactamente após 1, 2 e 3 minutos. Calcular a média de Δ A/ min		

IV. Cálculo

Δ A /min. x Factor = actividade ALT/GPT em U/L

Factor	Início do substrato		Início da amostra	
	25°C ou 30°C	37°C	25°C ou 30°C	37°C
340nm	1351	2590	1152	2000
334nm	1373	2690	1171	2080

Valores normais	25°C30°C	37°C
Homens até	22U/L 30U/L	42U/L
Mulher até	17U/L 23U/L	32U/L

Linearidade: Se ΔA/min exceder 0,16. Diluir a amostra 1 +9 com soro fisiológico normal (0,9%Nacl) e multiplicar o resultado por 10.

2.2.4.11. Gama-Glutamil transferase (Kit GGT da Diamond Co., EUA)

I. Princípio

Os primeiros métodos cinéticos comercialmente disponíveis para a determinação de GGT baseavam-se nas instruções do fabricante. Estes métodos utilizaram o γ-glutamil-p- nitroanilida (Glu-4-NA) como substrato, contudo a fraca solubilidade e estabilidade do Glu-4-NA era uma limitação importante. A fim de melhorar o método Persijn4 investigado com derivados de Glu-4-NA, verificou-se que γ-glutamil-3-carboxy-4-nitroanilida (Glucana) era superior ao Glu-4-NA no que diz respeito tanto à solubilidade como à estabilidade. O substrato de Glucana constitui agora a base dos procedimentos recomendados pela IFCC e ECCLS. O método GGT- 2 Part Liquid utiliza a Glucana na seguinte reacção, que é iniciada pela adição de amostra. O GGT presente na amostra catalisa a transferência do grupo glutamil do substrato para a glicilglicina formando glutamilglicina e 5-amino-2- nitrobenzoato.

L- γ -glutamyl-3-carboxy-4-nitroanilide + glycylglycine

$$\downarrow GGT$$

L- γ-glutamylglycylglycine + 5-amino-2-nitrobenzoate

A taxa de formação de 5-amino-2-nitrobenzoato é proporcional à actividade do GGT presente na amostra e pode ser medida cinética a 405 nm.

II. Reagentes:

Concentrações de conteúdo

R1. Glicilina pH 8,15 ± 0,1 130 mmol/L

R2. Lglutamil-3-carboxy- 4- nitroanilida 20 mmol/L

III. Preparação da solução Reagente:

A- Procedimento com início do substrato

R1 e R2 estão prontos a usar e estáveis até à data de validade indicada no rótulo se a contaminação for evitada e armazenada a 2-8°C.

B- Procedimento com início de amostra

Reagente de trabalho = Misture 4 partes de R1 + uma parte de R2. Estabilidade 2 semanas a 2-8°C

Comprimento de onda 405 nm (405-420 nm)

Caminho óptico 1 cm de comprimento do caminho

Temperatura de incubação 25 °C, 30 °C ou 37 °C

Ajuste zero Contra reagente em branco

Inclinação de reacção Crescente

Procedimento para início do substrato

Pipetas em cuvetes/tubo de ensaio
25°C, 30°C, 37°C
R1 1 ml
Amostra 100 µl
Misturar. Incubar durante pelo menos 1 minuto.
R2 250 µl
Misturar suavemente e ler a absorvância após um minuto, e repetir a leitura da absorvância exactamente após 1, 2 e 3 minutos. Calcular a média de Δ A/ min

Procedimento para o início da amostra

Pipetas em cuvetes/tubo de ensaio
25°C, 30°C, 37°C
Reagente de trabalho 1 ml
amostra 100 µl
Misturar suavemente e ler a Absorvância após um minuto, e repetir a leitura da absorvância exactamente após 1, 2 e 3 minutos. Calcular a média de Δ A/ min

IV. Cálculo

$$Activity\ in\ \frac{U}{L} = \Delta A\ /minute\ x\ Factor \qquad\qquad (10)$$

	Substrate start	Sample start
Factor (405 nm)	1421	1158

Valores esperados

Temperature	25°C	30°C	37°C
Men	6-28 U/L	8-38 U/L	11-50 U/L
Women	4-18 U/L	5-23 U/L	7-32 U/L

2.2.5. Análise estatística

A análise de dados numéricos foi realizada utilizando a ANOVA unidireccional; é um teste estatístico paramétrico que utilizou para comparar os meios de certos dados de mais de dois grupos independentes que seguem uma distribuição normal. Os gráficos fornecidos foram construídos utilizando o software Microsoft Excel. Todas as análises estatísticas foram feitas utilizando dois testes de cauda e um erro alfa de 0,05. O valor de P inferior ou igual a 0,05 foi considerado estatisticamente significativo.

2.2.6. Detecção molecular de mRNAs *vivos* em ratos por RT-PCR

1) Reagentes e kits:

- O QIAamp RNA mini kit foi adquirido ao QIAGEN, EUA.

- A RevertAid TM First Strand cDNA Synthesis Kit# K1621, #1622, foi comprada à MBI

- Fermentas, Lituânia.

- Dream Taq TM Green PCR Master Mix (2X) # k1081, foi comprado à MBI Fermentas, Lituânia.

- Gene Ruler TM 100bp plus DNA Ladder, pronto a usar#SM0323, foi adquirido de

- Fermentas, Lituânia.

- Agarose para electroforese, Biociências do Oxigénio.

- O tampão Tris-Borate-EDTA (TBE) 10Xliquid Concentrate Autoclaved Sterile foi adquirido na Bioshop, Canadá.

- A água de Diethylpyrocarbonate (DEPC) foi comprada a Fermentas, Lituânia.

•	A solução de brometo de Ehtidium (EtBr) (10 mg/ml) foi utilizada para visualizar as bandas amplificadas por UV. Foi adquirido em Fermentas, Lituânia.

Extracção de ARN:

a- Ambiente livre de Crating RNase:

A preparação do ARN pode ser contaminada com RNase de fontes externas, pelo que foram consideradas as seguintes precauções:

1.	Luvas esterilizadas descartáveis foram usadas e frequentemente trocadas durante a preparação de reagentes e soluções utilizadas para extracção e análise de ARN.

2.	Produtos plásticos incluindo eppindorffs estéreis e descartáveis, tubos PCR e pontas foram libertados do RNase por autoclavagem durante a noite, enquanto que os artigos de vidro foram embalados a 180° c durante a noite.

3.	O DEPC (Diethylpyrocarbonate) foi utilizado para tratar todos os tubos e pontas de pipeta para ser válido para a síntese de cDNA.

4.	Foram utilizados reagentes sem RNase, incluindo água de alta qualidade (por exemplo, Água, sem núcleo, #R0581), tanto para lavagem como para preparações.

5.	Um inibidor de Rnase, tal como Fermentas Ribolock^{TM} Inibidor de RNase (Fornecido com o Kit de Síntese de cDNA da RevertAid^{TM} First Strand cDNA Synthesis Kit) foi utilizado para proteger o RNA da actividade dos RNases.

b- Isolamento do RNA a partir de amostras de tecido de ratos:

A extracção total de ARN foi realizada utilizando o QIAamp RNA mini Kit, que podia separar o ARN das proteínas, sal e outros componentes de reacção após reacções enzimáticas, tais como digestão de DNase, digestão de proteinase, ligação do ARN, e rotulagem

Princípio:

As colunas QIAamp spin representam uma tecnologia de preparação total de ARN que combina as propriedades de ligação selectiva de uma membrana à base de sílica com a velocidade e conveniência da tecnologia microspin. Um sistema tampão especializado de alto-sal permite que espécies de RNA com mais de 200 bases se liguem à membrana QIAamp. O RNA é ligado à membrana de sílica durante uma breve etapa de centrifugação. Os contaminantes são lavados e o RNA total é eluído em 30µl ou mais de água livre de RNase para utilização directa em qualquer aplicação a jusante.

Componentes do kit:

- Colunas QIAamp Spin (claras)

- Colunas giratórias QIAshredder Spin (lilás)

- Tubos de recolha (1,5 ml)

- Tubos de recolha (2 ml)

- Buffer EL

- Buffer RLT

- Tampão RPE

- RNase-água livre

Procedimento:

Os passos foram dados antes de começar:

- β-Mercaptoetanol (β-ME) foi adicionado ao tampão RLT antes da sua utilização, de modo que 10µl β- ME foram adicionados por 1 ml de tampão RLT.

- O tampão RPE foi fornecido como um concentrado. Antes de ser utilizado pela primeira vez, foi diluído pela adição de 4 volumes de etanol (96-100%) para obter uma solução de trabalho.

Ensaio:

1. Um peso de 20 mg de amostra de tecido foi adicionado a 350 µl Buffer RLT, depois completamente misturado.

2. 250 µl etanol (96-100%) foi adicionado e misturado por pipetagem.

3. A mistura total (700 µ!) foi pipetada para uma coluna de centrifugação QIAamp num tubo de recolha de 2 ml sem humidificar o aro, e centrifugada durante 15 s a >8.000 xg(>10.000 rpm). O tubo de fluxo e o tubo de recolha foram descartados.

4. A coluna spin QIAamp foi colocada num novo tubo de recolha de 2 ml, foram adicionados 500 gl Buffer RPE, e o sistema foi centrifugado durante 15 s a >8.000 xg (>10.000 rpm). O tubo de fluxo e de recolha foi descartado.

5. A coluna de centrifugação QIAamp foi cuidadosamente aberta e adicionou-se 500 gl de Buffer RPE e centrifugou-se à velocidade máxima (20.000 x g, 14.000 rpm) durante 3 min.

6. A coluna QIAamp spin foi colocada num novo tubo de recolha de 2 ml e o antigo tubo de recolha com o filtrado foi descartado e depois centrifugado a toda a velocidade durante 1min.

7.   A coluna spin do QIAamp foi transportada para um novo tubo de recolha de 1,5ml e 30 - 50 µĩ de água sem RNase-sem RNase foi directamente adicionada à membrana do QIAamp e depois centrifugada durante 1 min a >8.000 xg (>10.000 rpm) para eluir.

Quantificação do rendimento do ARN:

1.   A concentração de RNA foi determinada medindo a absorvância a 260 nm (A_{260}) num espectrofotómetro.

2.   Para assegurar a precisão. A_{260} as leituras devem ser superiores a 0,15. Uma absorvância de 1 unidade a 260 nm corresponde a 40 µg de RNA por mililitro ($A_{260} = 1^\wedge 40$ µg/ml).

3.   As amostras de ARN foram diluídas 10 vezes a sua concentração por água tratada com DEPC, que é utilizada para zerar o espectrofotómetro. E medido numa cuvette de 1 ml (sem RNase-sem RNA).

4.   Concentração de RNA = 40 µg/ml x A260 * factor de diluição.

2- Preparação de cDNA de Primeira Faixa de Comprimento Total a partir do modelo RNA usando o Kit de Síntese de cDNA da RevertAid^{TM} First Strand cDNA Synthesis Kit:

a-Princípio:

A primeira reacção cDNA pode ser realizada como uma reacção individual ou como uma série de reacções paralelas com diferentes modelos de RNA. Portanto, a mistura de reacção pode ser preparada combinando reagentes individualmente ou pode ser preparada uma mistura principal contendo todos os componentes excepto o RNA modelo. Dependendo da estrutura do modelo de RNA, passos separados para a desnaturação do RNA e o recozimento do primário podem melhorar os resultados de RT-PCR.[268]

Componentes do b-Kit:

- RevertAid TM MuLV Reverse Transcriptase.

- RiboLock TM RNase-Inhibitor.

- 5x Tampão de Reacção 250 Mm Tris-HCl (Ph 8.3), 250 Mm KCl, 20Mm MgCl2, 50 Mmdtt.

- 10mM dNTP Mix.

- Oligo(dT) 18 primer 100 u\'l, 0.5 µg/ml(15 A260 u/ml).

- Primário aleatório Hexamer 100 µg/ µl (6 A260 u/ml).

- Primário GAPDH, 10 µM 5 - AGGCCGGTGCTGGAGTATGTC- 3

- Primário GAPDH invertido, 10 µM 5 - TGCCTGCTTCACCACCTTCT- 3

*   Controlo GAPDH RNA 1.3 kb 3 - transcrição de RNA com cauda de polígrafo (A).

*   Água livre de nuclease.

c-Procedimento:

Todos os componentes foram misturados e brevemente centrifugados após o descongelamento e mantidos em gelo:

1. Os seguintes reagentes foram adicionados num tubo esterilizado, sem núcleo, sobre gelo, na ordem indicada no Quadro 2.8.

Quadro 2.8. Síntese da primeira vertente do cDNA

Modelo de RNA	10 µl (0,65 µg)
Oligo (dT) 18 primer	1 µl
Água sem RNase	Até 12 µl
5X Tampão de Reacção	4 gl
RiboLock™ RNase- Inibidor (20 u/ µî)	1 gl
10 mM dNTP Mix	2 gl
RevertAid T™ M-MuLV Reverse Transcriptase (200 u/µî)	1 gl
Volume total	20 gl

Depois, os componentes foram misturados suavemente e centrifugados. Para oligo (dT) 18 ou cDNA Synthesis primed cDNA específico do gene, o sistema foi incubado durante 60 min a 42° C.

A reacção foi terminada por aquecimento a 70° C durante 5 minutos.

A mistura foi brevemente centrifugada e preparada para o controlo da amplificação por PCR.

Quantificação do cDNA:

Uma vez que o ADN e o ARN absorvem luz ultravioleta, com pico de absorção a 260nm de comprimento de onda, os espectrofotómetros são normalmente utilizados para determinar a concentração de ADN numa solução. Usando a lei de Beer-Lambert é possível relacionar a quantidade de luz absorvida com a concentração da molécula absorvente. A um comprimento de onda de 260 nm, o coeficiente de extinção do ADN de cadeia única é de 38 (gg ml).(l 140) Para determinar a concentração de cDNA, foi realizado o seguinte:

As amostras de RNA foram diluídas 15 vezes a sua concentração por água sem nuclease que é utilizada para zerar o espectrofotómetro e medida numa cuvette de 1 ml (DNase-free).

1. A concentração de ADN foi calculada da seguinte forma:

Concentração de ADN de cadeia única= A $_{260}$ * 38 * factor de diluição 2- Reacção em cadeia da polimerase (PCR):

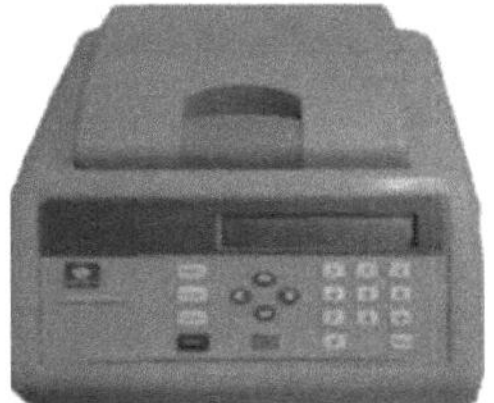

Figura 2.17. Instrumento de reacção em cadeia da polimerase.

Todas as soluções foram descongeladas no gelo, suavemente vortexadas e brevemente centrifugadas. Em seguida, foram colocados em gelo 20 tubos de PCR murados µï e os seguintes componentes foram adicionados a cada tubo na ordem indicada no Quadro 2.9 a 2.11.

Quadro 2.9. Reacção RT-PCR

Componentes	Amostra	+ve Controlo	-ver Controlo
2 X PCR Master Mix	10 µl	—	10 µl
cartilha para a frente de *vida*	1.5 µl	—	1.5 µl
primários de reversão de *vida*	1.5 µl	—	1.5 µl
Cartilhas *GAPDH* para a guerra	—	1.5 µl	—
Cartilhas *GAPDH* invertidas	—	1.5 µl	—
Modelo de cDNA (amplificação de *vida*)	5 µl(0.25 gg)	—	—
Modelo de cDNA (para amplificação de GAPDH de controlo)	—	5 µl(0.25 gg)	—
Água livre de Deionized-RNase	Para o volume final 20 µl		

As misturas de reacção foram suavemente vortexadas, brevemente centrifugadas para recolher todas as gotas até ao fundo dos tubos, depois foram colocadas no termociclador (Little Genius, Bioer Co).

Quadro 2.10. Sequências de iniciadores utilizadas para a amplificação de *vida* e *GADPH* por PCR

Gene	Cartilhas	Comprimento do

		produto amplificado
livin	Cartilha para a frente: 5 - TGAGCTTCCTGCATTGGGAG- 3	
	Cartilha invertida: 5 - CCCGCCAGCATCATCATAGCTTA- 3	254 bp
GADPH(+Ve controlo)	Cartilha para a frente 5 - AGGCCCCGGTGCTGCTGAGTATGTC - 3	
	Cartilha invertida 5 - TGCCTGCTTCACCACCTTCTTCT - 3	530 bp

O seguinte programa indicado na tabela 2.11. foi aplicado:

Quadro 2.11. Programa RT-PCR

Segmento	Temperatura	Hora	Número total de ciclos
Predenaturação	94° C	2 min	
Desnaturação	94° C	1 min	
Recozimento	52° C	1 min	35 ciclos
Extensão	72° C	1 min	
Extensão final	72° C	7 min	

2- Processamento pós-PCR:

Electroforese em gel de agarose:

Sistema de electroforese; BIO-RAD foi utilizado para processamento pós PCR.

Componentes do sistema:

- Tabuleiro de plástico transparente (UVIP) sobre o qual o gel foi colocado.

- Portões de fundição em gel que selam a extremidade do tabuleiro (UVTP).

- Tampa de segurança.

- Base com valetes de banana vermelhos (ânodo) e pretos (cátodo) e pés niveladores.

- Pente de altura fixa, que foi colocado dentro das ranhuras do pente no tabuleiro UVTP.

Preparação e fundição do gel para electroforese:

- 2% de agarose foi preparada em 1 X TBE tampão, derretendo uma grama de agarose em 1X TBE tampão, de modo a que o volume líquido da solução seja de 50 ml.

- A solução ficou a ferver até todas as pequenas partículas translúcidas de agarose ficarem completamente dissolvidas.

- A solução foi mantida a arrefecer até menos de 60° C para evitar bolhas ou espumas antes de ser vertida na bandeja.

- Foram adicionados 2 gl de EtBr 10X (10mg/ml) à solução (de modo a que a concentração líquida fosse de 0,4 µg/ml) para manchar o gel para visualização do ácido nucleico.

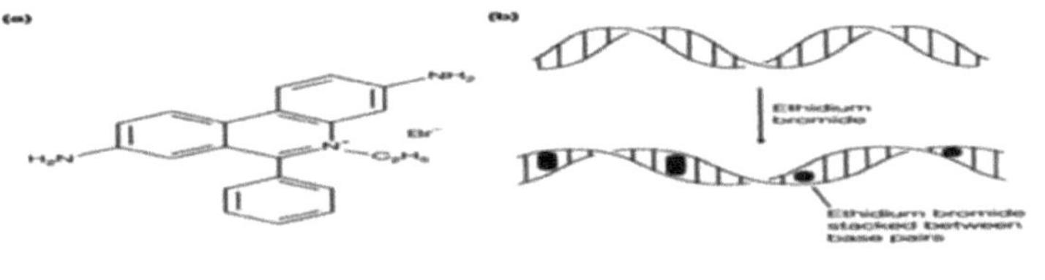

Figura 2.18. Interacção entre o brometo de etídeo e o nucleótido.

- A solução foi então despejada no molde entre portões que selam a bandeja UVTP e depois permitem que o gel se solidifique à temperatura ambiente.

- O pente e os portões foram cuidadosamente removidos do gel solidificado, e o gel foi submerso com o tampão 1X TBE para electroforese.

- De acordo com o tipo e espessura do pente, carregar 10 µl tanto da escada de ADN como das amostras do produto PCR para os poços do gel.

- Os valetes de banana vermelhos (ânodo) e pretos (cátodo) na base com os da fonte de alimentação, de modo a que os poços estejam virados para o cátodo.

- A tensão foi aplicada a 100 V.

Em minutos os corantes foram migrados para longe dos poços; assim que as bandas de corantes atingiram uma distância de 2/3 através do gel, a corrente eléctrica foi desligada e o gel foi removido do molde para visualização do ácido nucleico por UV Trans-illuminator BIORAD, EUA, e depois fotografado usando uma câmara digital (SONY Super Steady Shot DSC- W300).

3. RESULTADOS

O trabalho subjacente foi conduzido com o objectivo de curar o tumor carcinoma da ascite de Ehrlich implantado em grupos de ratos, utilizando uma modalidade sonofotodinâmica em combinação com nano-Chl como droga sensibilizante de sonofoto. Foram utilizadas duas fontes de energia; nomeadamente laser infravermelho a dois níveis de frequência (4000 e 7000 Hz) com densidade de potência 16,8 mW/cm^2 e ultra-som (modo de onda pulsada e contínua) com densidade de potência 3 W/cm^2 durante 3 min.

3.1. Efeitos das Modalidades de Tratamento no Volume do Tumor

As relações entre volumes tumorais e período de tratamento para várias modalidades de tratamento (tratado com IRL e ultra-som (onda pulsada ou contínua) na presença ou ausência de fotossensibilizador são apresentadas nas Figuras 3.1 a 3.5. Os volumes tumorais foram normalizados para volumes antes de se iniciar o tratamento. O tratamento com fotossensibilizador tem pouco ou nenhum efeito sobre o volume do tumor. Até uma semana, todos os modulados de tratamento têm pouco ou nenhum efeito sobre o volume do tumor. Após uma semana, o tratamento com IRL e ultra-som (onda pulsada ou contínua) na presença ou ausência do fotossensibilizador, torna-se mais eficaz. A presença do fotossensibilizador aumenta o efeito tanto do IRL como do ultra-som. Os resultados obtidos indicam que a onda ultra-sónica pulsada é mais eficaz do que a onda ultra-sónica contínua na presença do fotossensibilizador. O ultra-som de onda pulsada a 3W/cm^2 foi seleccionado para ser combinado com IRL a 7000 Hz. Esta modalidade de tratamento combinado é mais eficaz em células tumorais do que a utilização de laser infravermelho (IRL) ou ultra-som apenas.

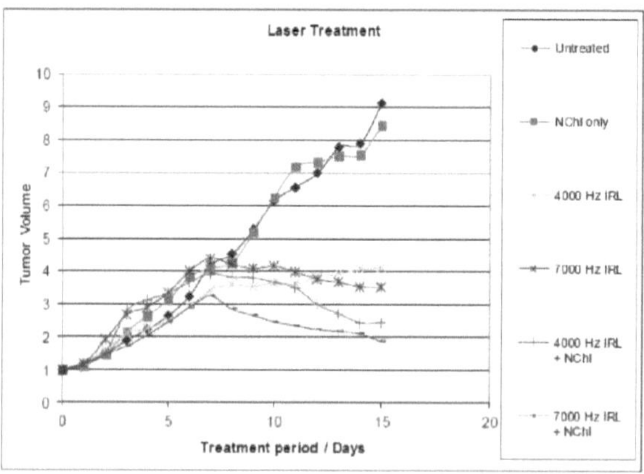

Figura 3.1. O efeito do período de tratamento com IRL em diferentes frequências sobre o volume

do tumor (mm^3).

As figuras 3.2 a 3.5 representam o volume médio do tumor, no final do tratamento IRL, tratamento americano (pulsado e contínuo) respectivamente. É evidente que o tratamento apenas com IRL diminuiu o volume do tumor com o aumento da frequência do IRL. Além disso, no final do tratamento com IRL, o volume médio do tumor diminuiu mais profundamente no grupo submetido ao tratamento com IRL pulsado do que com IRL contínuo.

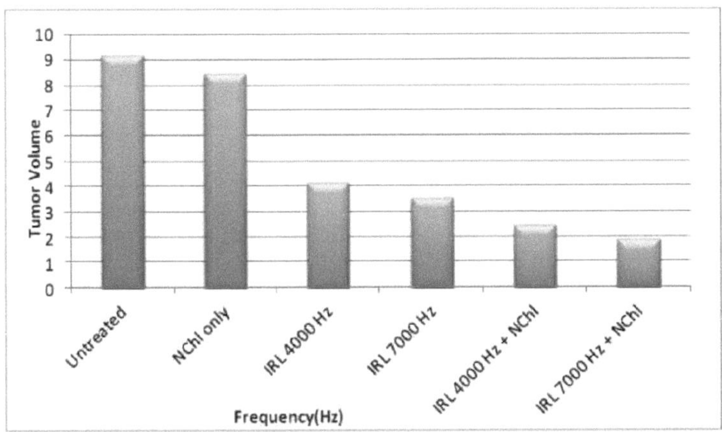

Figura 3.2. O volume médio do tumor (mm^3) no 15º dia de grupos de IRL tratados e não tratados.

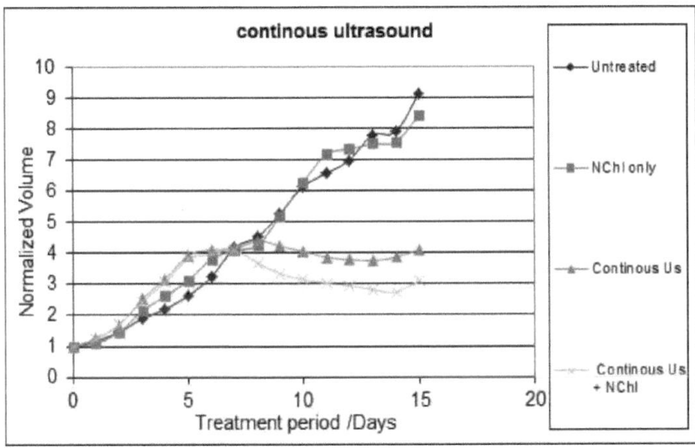

Figura 3.3. O efeito do ultra-som de onda contínua (3W/cm^2 , 0,8 MHz, 1 min) no volume do tumor (mm^3) com e sem fotossensibilizador.

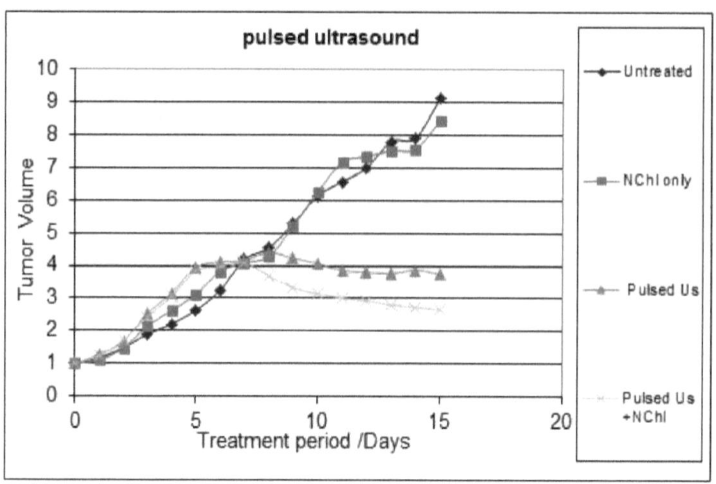

Figura 3.4. O efeito do ultra-som de onda pulsada (3W/cm^2 , 0,8 MHz, 1min) no volume do tumor (mm^3) com e sem fotossensibilizador.

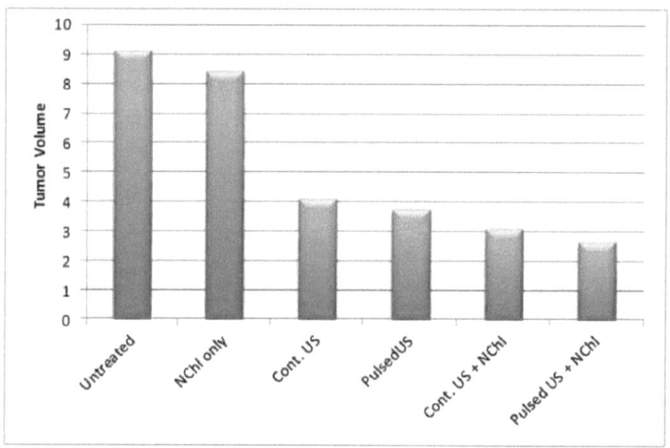

Figura 3.5. O volume médio do tumor (mm^3) no dia 15 para o grupo tratado com EAC e grupos expostos a ultra-sons (cont. e pulsado), e NChl.

As figuras 3.6 e 3.7 descrevem o efeito do tratamento combinado com IRL e ondas de ultra-som. Pode-se concluir que esta combinação é mais eficaz (a última barra à direita) do que o tratamento apenas com IRL ou ultra-som.

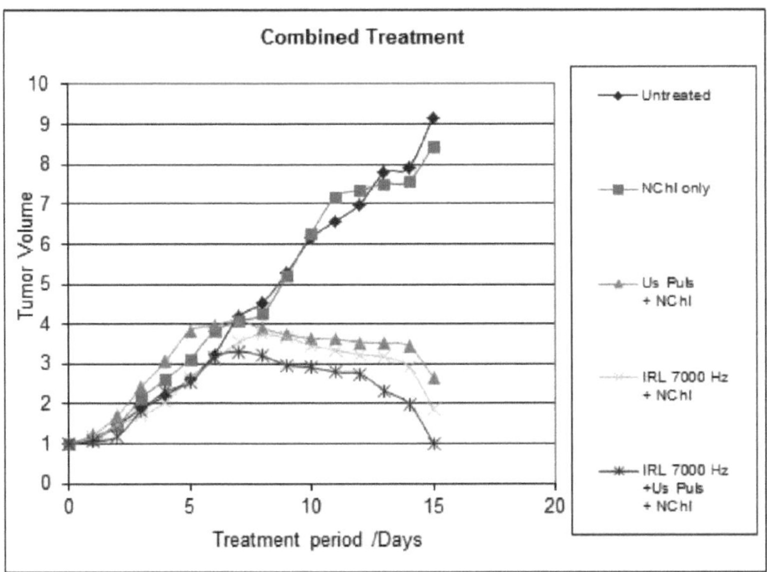

Figura 3.6. O Efeito no volume tumoral (mm^3) da exposição combinada (IRL e ultra-som) na presença de fotossensibilizador.

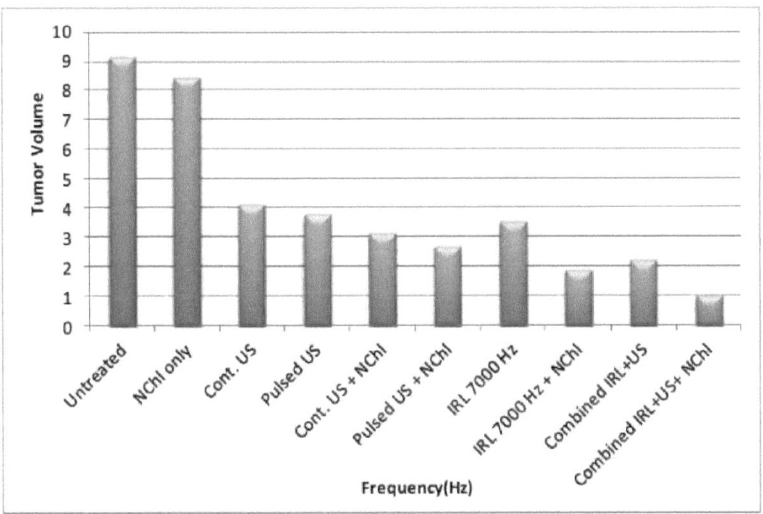

Figura 3.7. O volume médio do tumor (mm^3) no 15° dia de tratamento para o grupo tratado com EAC e grupos expostos a ondas de ultra-sons e/ou IRL.

3.2. Relação de crescimento do volume tumoral (TVGR)

A tabela 3.1 mostra a taxa de crescimento do volume tumoral apenas para a EAC e grupos tratados.

Só o fotossensibilizador NChl não teve qualquer efeito inibidor sobre a taxa de crescimento tumoral. Só o IRL a 7000 Hz tinha uma taxa de crescimento inferior à da onda ultra-sónica (pulsada ou contínua). A IRL funcionava a 4000 Hz e 7000 Hz combinada com o fotossensibilizador mostrou um efeito antitumoral sinérgico do que a ultra-sonografia com fotossensibilizador. A combinação de IRL a 7000 Hz, ultra-som de onda pulsada a 3 W/cm^2 e fotossensibilizador mostrou uma alta taxa de supressão do crescimento tumoral. A taxa de crescimento tumoral do grupo tratado combinado é quase nove vezes inferior à do grupo EAC apenas. O teste ANOVA revelou diferenças estatísticas significativas entre os grupos a p < 0,05.

Quadro 3.1. Volume tumoral e taxa de crescimento do volume tumoral nos diferentes grupos estudados no final de 15 dias de tratamento.

Grupos	Volume do tumor (mm3)	Taxa de inibição (%)	F (p)
Apenas com EAC	9.13 ± 1. 1	100	
NChl	8.44 ± 1. 3	92.442	
IRL			
4000 Hz	4.11 ± 0.41	45.016	
7000 Hz	3.51 ± 0.43	38.444	
IRL + NChl			
4000 Hz	2.45 ± 0.40	26.835	
7000 Hz	1.87 ± 0.31	20.482	
Ultra-som			**53.952**
EUA contínuos	4.11 ± 0.42	45.016	(<0.001*)
Pulsado EUA	3.75 ± 0.48	41.073	
Ultra-som + NChl			
EUA contínuos	3.11 ± 0.31	34.064	
Pulsado EUA	2.66 ± 0.30	29.135	
IRL + Ultra-som			
7000 Hz + Pulsado US	2.2 ± 0.11	24.096	
IRL + Ultra-som + NChl			

| 7000 Hz + Pulsado US + NChl | 1.01 ± 0.03 | 11.062 | |

F: Valor F para o teste ANOVA

*: Estatisticamente significativo em $p < 0,05$

3.3. Relação de Inibição de Massa Tumoral (TMIR)

O quadro 3.2 ilustra o efeito das diferentes modalidades de tratamento no final do período de tratamento de 15 dias. É evidente a partir desta tabela que o peso do tumor após IRL ou ultra-som na presença de fotossensibilizador foi reduzido em comparação com o peso após IRL ou ultra-som apenas. A percentagem máxima de inibição foi notada no grupo tratado com IRL e ultra-som na presença de fotossensibilizador. O teste ANOVA revelou diferenças estatísticas significativas entre os grupos a $p < 0,05$.

Quadro 3.2. Pesos tumorais e taxa de inibição da massa tumoral nos diferentes grupos estudados no final de 15 dias de tratamento.

Grupos	Peso tumoral (g)	Taxa de inibição (%)	F (p)
Apenas com EAC	6.32 ± 1.21	00.000	
NChl	6.16 ± 1.30	2.532	
IRL			
4000 Hz	1.77 ± 0.43	71.993	
7000 Hz	1.65 ± 0.44	73.892	
IRL + NChl			
4000 Hz	0.88 ± 0.41	86.075	**30.294**
7000 Hz	0.67 ± 0.31	89.399	**(<0.001*)**
Ultra-som			
EUA contínuos	1.45 ± 0.69	77.056	
Pulsado EUA	1.18 ± 0.71	81.329	
Ultra-som + NChl			
EUA contínuos	1.02 ± 0.32	83.860	
Pulsado EUA	0.97 ± 0.33	84.652	
IRL + Ultra-som			

7000 Hz + Pulsado US	0.64 ± 0.14	89.873
IRL + Ultra-som + NChl		
7000 Hz + Pulsado US + NChl	0.45 ± 0.01	92.870

F: Valor F para o teste ANOVA

*: Estatisticamente significativo em $p < 0,05$

3.4. Actividades Antioxidantes

No estudo subjacente, o aumento da peroxidação lipídica foi relatado no grupo controlado que transportava EAC. Em todos os grupos irradiados e que irradiaram e trataram sem NChl, foi observado um aumento significativo dos níveis de MDA. Animais em grupos irradiados com IRL ou EUA ou ambos com NChl exibiram níveis significativamente baixos de MDA, em comparação com o grupo de controlo do cancro ou com ratos tratados sem activação de NChl, como ilustrado no Quadro 3.3. O teste ANOVA revelou diferenças estatísticas significativas entre grupos a $p < 0,05$.

Os ratos implantados com EAC mostraram uma diminuição das actividades de antioxidantes (SOD, CAT, GR, GST e TAC) em comparação com os animais normais. Por outro lado, há um aumento significativo da guarda antioxidante enzimática e não enzimática nos grupos irradiados com IRL ou US ou ambos com NChl quando comparados com o grupo de controlo do cancro ou com ratos tratados sem activação de NChl, como ilustrado no Quadro 3.3 e nas Figuras 3.8 a 3.13. O teste ANOVA revelou diferenças estatísticas significativas entre os grupos a $p < 0,05$.

Quadro 3.3. Actividades de antioxidantes nos diferentes grupos estudados.

Group Name	GST (U/ml)	GR (mU/ml)	CAT (mU/ml)	TAC (mM/L)	SOD (U/ml)	MDA (nmol/ml)
Normal	3.95 ± 0.92	0.082 ± 0.01	814.26 ± 3.66	0.73 ± 0.01	1771.5 ± 5.32	24 ± 0.05
EAC	$0.39^{a} \pm 0.1$	$0.015^{a} \pm 0.01$	$92.82^{a} \pm 0.54$	$0.02^{a} \pm 0.01$	$37.48^{a} \pm 0.34$	$251.12^{a} \pm 1.58$
NChl	$0.45^{a} \pm 0.15$	$0.02^{a} \pm 0.01$	$97.2^{ab} \pm 0.75$	$0.07^{ab} \pm 0.02$	$40.3^{ab} \pm 1.58$	$241.5^{ab} \pm 1.42$
4000 IRL	$0.53^{abc} \pm 0.21$	$0.022^{bc} \pm 0.01$	$125.04^{abc} \pm 1.25$	$0.12^{abc} \pm 0.01$	$155.54^{abc} \pm 1.33$	$195.12^{abc} \pm 0.06$
7000 IRL	$0.57^{abc} \pm 0.16$	$0.025^{abc} \pm 0.01$	$242.73^{abc} \pm 0.74$	$0.25^{abc} \pm 0.01$	$202.4^{abc} \pm 1.35$	$171.55^{abc} \pm 0.05$
4000 IRL +NChl	$0.68^{abc} \pm 0.18$	$0.03^{bc} \pm 0.01$	$252.1^{abc} \pm 2.74$	$0.3^{abc} \pm 0.01$	$226^{abc} \pm 2.07$	$152.9^{abc} \pm 0.40$
7000 IRL +NChl	$0.86^{abc} \pm 0.15$	$0.035^{abc} \pm 0.01$	$259.2^{ab} \pm 2.40$	$0.35^{abc} \pm 0.01$	$299^{abc} \pm 0.16$	$140.1^{abc} \pm 0.32$
Cont. US	$1.11^{abc} \pm 0.12$	$0.036^{abc} \pm 0.01$	$276.35^{abc} \pm 2.81$	$0.36^{abc} \pm 0.01$	$375^{abc} \pm 1.16$	$132.55^{abc} \pm 1.04$
Puls. US	$1.32^{abc} \pm 0.13$	$0.037^{abc} \pm 0.01$	$361.52^{abc} \pm 5.54$	$0.37^{abc} \pm 0.01$	$375.68^{abc} \pm 0.33$	$124.11^{abc} \pm 1.58$
Cont.US +NChl	$2.2^{abc} \pm 0.13$	$0.042^{bc} \pm 0.01$	$403.7^{abc} \pm 3.73$	$0.45^{abc} \pm 0.01$	$619^{abc} \pm 1.92$	$99.9^{abc} \pm 0.92$
Pulsed US +NChl	$3.1^{abc} \pm 0.5$	$0.047^{abc} \pm 0.01$	$521.7^{abc} \pm 3.99$	$0.51^{abc} \pm 0.01$	$824^{abc} \pm 1.90$	$98.6^{abc} \pm 0.95$
7000 IRl+ US						
Pulsed	$3.22^{abc} \pm 0.2$	$0.048^{abc} \pm 0.01$	$530.8^{abc} \pm 4.01$	$0.52^{abc} \pm 0.01$	$1490^{abc} \pm 1.58$	$84.3^{abc} \pm 0.05$
Puls. +NChl	$3.7^{abc} \pm 0.3$	$0.061^{abc} \pm 0.01$	$645.7^{abc} \pm 3.70$	$0.58^{abc} \pm 0.01$	$1531^{abc} \pm 1.50$	$39.9^{abc} \pm 0.58$
F	49.603	10.038	1496	104.5	27320	1765
P	$<0.001^{*}$	$<0.001^{*}$	$<0.001^{*}$	$<0.001^{*}$	$<0.001^{*}$	$<0.001^{*}$

F: Valor F para o teste ANOVA

a: Significativo com grupo Normal

b: Significativo com o grupo EAC

c: Significativo com o grupo DRUG1

*: Estatisticamente significativo a $p < 0,05$ Os dados foram expressos usando a média $\pm$ SD.

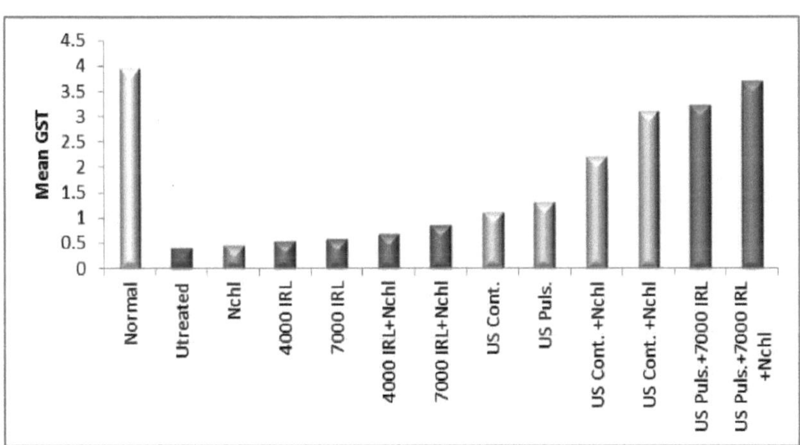

Figura 3.8. Actividade de GST (U/ml) nos diferentes grupos estudados.

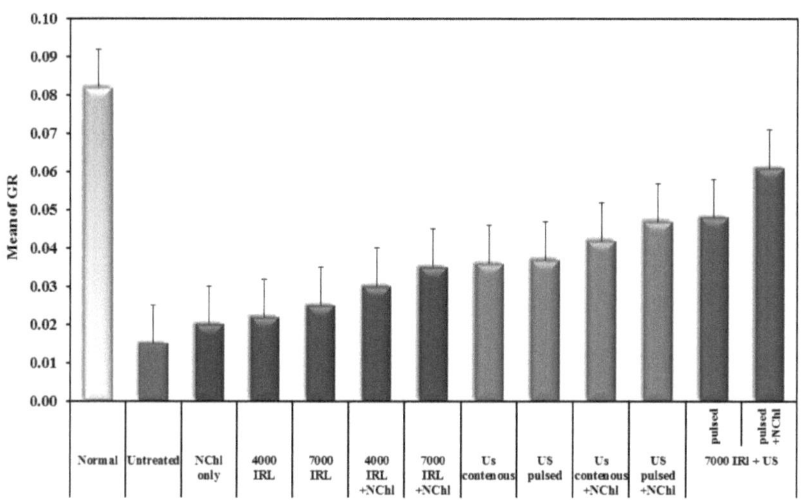

Figura 3.9. Actividade GR (mU/ml) nos diferentes grupos estudados.

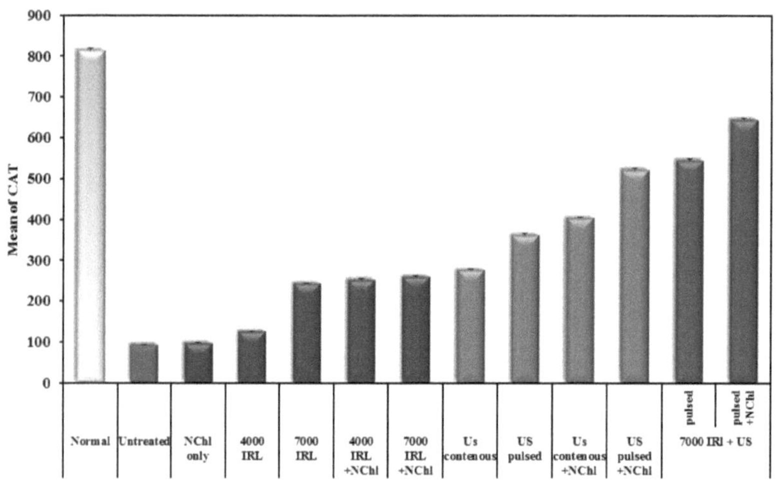

Figura 3.10. Actividade CAT (mU/ml) nos diferentes grupos estudados.

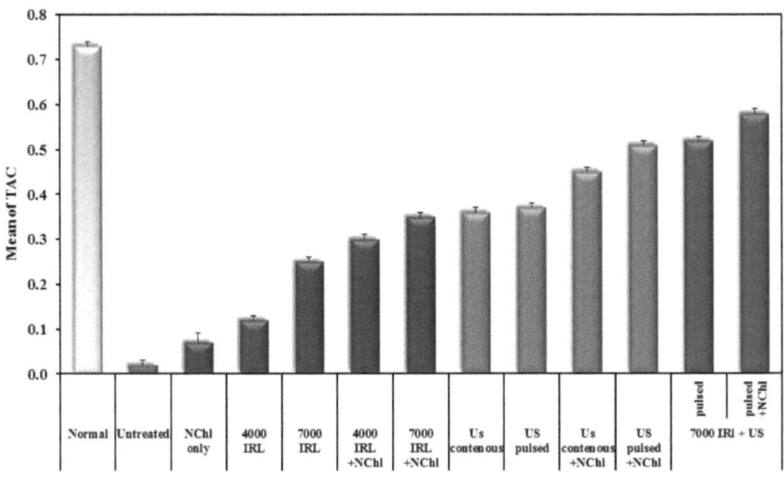

Figura 3.11. Capacidade TAC (mM/L) nos diferentes grupos estudados.

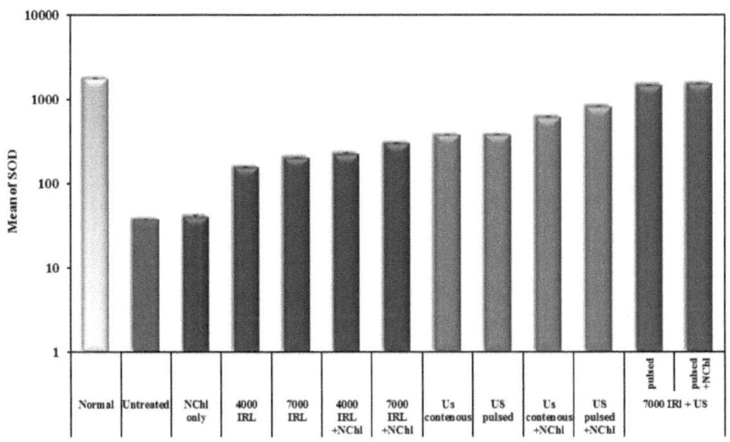

Figura 3.12. Actividade SOD (U/ml) nos diferentes grupos estudados.

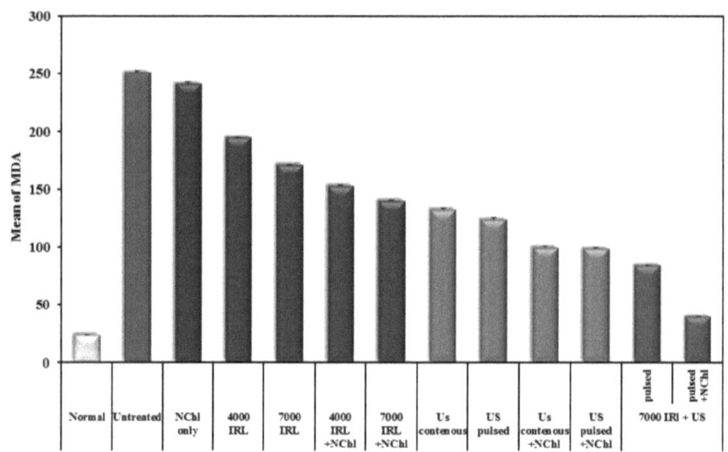

Figura 3.13. Actividade MDA (nmol/ml) nos diferentes grupos estudados.

3.5. Biomarcadores Renais e Hepáticos

Os biomarcadores da função renal, nomeadamente; creatinina e ureia, foram estimados. A EAC causou um aumento significativo dos níveis de ureia e creatinina no soro nos grupos estudados. Por outro lado, a NChl causou uma diminuição dos níveis de creatinina e ureia no soro, o que é provavelmente uma indicação de protecção renal, como se mostra no Quadro 3.4 e nas Figuras 3.14 a 3.15. Isto também confirma o papel protector da NChl contra a toxicidade renal. O teste ANOVA revelou diferenças estatísticas significativas entre grupos a p<0,05.

Também foram estimados os biomarcadores da função hepática, ALT, AST e GGT. A EAC causou um aumento significativo das actividades séricas de ALT, AST e GGT dos grupos tratados com tumor. Contudo, nos grupos tratados com EAC com NChl foi observada uma diminuição dos níveis séricos de ALT, AST, e GGT, o que é uma indicação da hepatoprotecção por NChl, ou seja, isto confirma o papel protector do NChl contra a hepatotoxicidade, como se mostra na Tabela 3.4 e nas Figuras 3.16 a 3.18. O teste ANOVA revelou diferenças estatísticas significativas entre grupos a p < 0,05.

Quadro 3.4. Funções renais e hepáticas nos diferentes grupos estudados.

Group Name	Urea (mg/dl)	Creatinine (mg/dl)	ALT (U/l)	AST (U/l)	GGT (U/l)
Control	11.1 ± 0.69	0.22 ± 0.08	39 ± 1.08	35.94 ± 0.28	1.3 ± 0.41
EAC	30.6 ± 0.49	0.62 ± 0.07	204[a] ± 3.69	331.06[a] ± 0.98	2.8 ± 0.39
NChl	29.1 ± 0.90	0.51 ± 0.02	185[ab] ± 2.87	310.8[ab] ± 0.62	2.60 ± 0.45
4000 IRL	28.2 ± 0.50	0.5[c] ± 0.06	156[bc] ± 1.59	210.28[abc] ± 0.1	2.5 ± 0.2
7000 IRL	24.2 ± 0.32	0.44 ± 0.18	131[abc] ± 0.77	150.78[abc] ± 0.6	2.4 ± 0.44
4000 IRL +NChl	22.5 ± 0.61	0.36 ± 0.03	98.7[bc] ± 0.66	131.2[ab] ± 0.02	2.21 ± 0.45
7000 IRL +NChl	22.1 ± 0.50	0.35 ± 0.01	86.2[bc] ± 0.59	115.1[bc] ± 0.50	2.07 ± 0.41
Cont. US	21.4 ± 0.43	0.34 ± 0.18	84.2[abc] ± 0.34	59.4[abc] ± 0.60	2.01 ± 0.42
Puls. US	21.2 ± 0.84	0.33 ± 0.04	74[bc] ± 0.16	55.4[bc] ± 0.99	1. 9 ± 0.37
Cont. US +NChl	19.3 ± 0.71	0.28 ± 0.02	60.7[bc] ± 0.24	47.5[bc] ± 0.43	1.73 ± 0.22
Puls. US +NChl	19.1 ± 0.59	0.27 ± 0.09	56.6[bc] ± 0.06	45.7[bc] ± 0.88	1.60 ± 0.47
7000 IRl+ US Pulsed	18 ± 0.50	0.25 ± 0.08	55.2[abc] ± 0.69	44.92[bc] ± 0.99	1.55 ± 0.39
Puls. +NChl	16.1 ± 0.60	0.20 ± 0.01	48.3 ± 0.61	37.8[bc] ± 0.41	1.41 ± 0.46
F	236.709	6.480	407.2	7591	4.299
P	<0.001*	<0.001*	<0.001*	<0.001*	<0.001*

F: Valor F para o teste ANOVA

a: Significativo com grupo Normal

b: Significativo apenas com o grupo EAC

c: Significativo apenas com grupo D1

*: Estatisticamente significativo a p < 0,05 Os dados foram expressos usando a média ± SD.

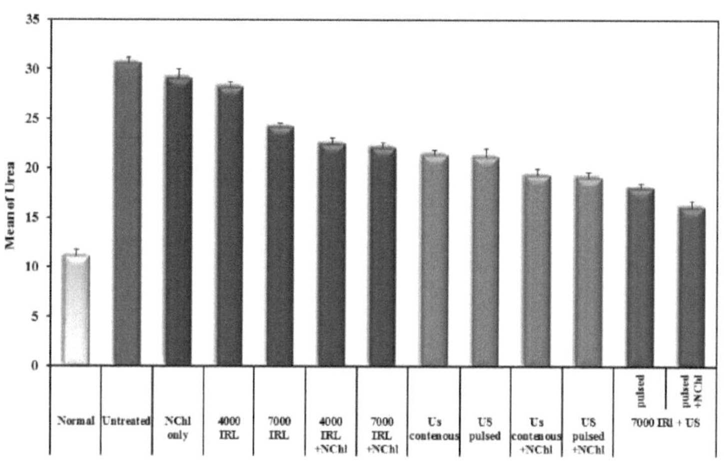

Figura 3.14. Concentrações de ureia (mg/dl) nos diferentes grupos estudados.

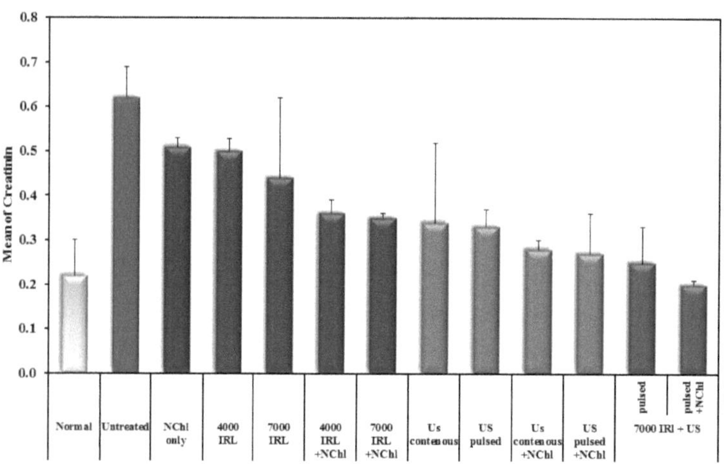

Figura 3.15. Concentrações de creatinina (mg/dl) nos diferentes grupos estudados.

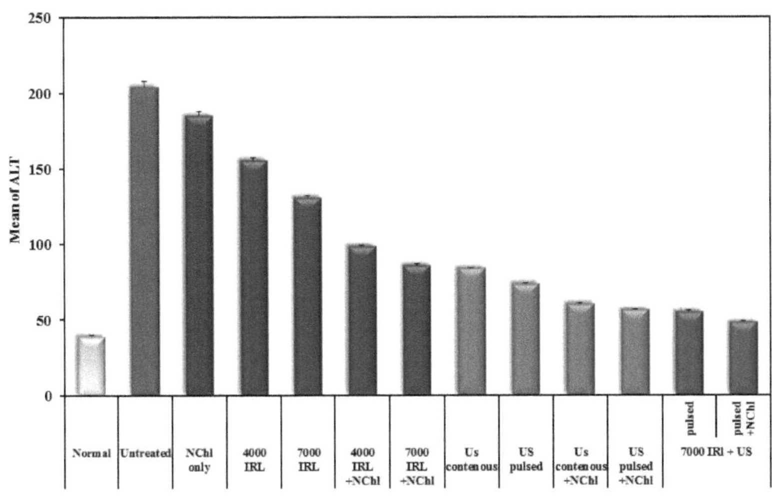

Figura 3.16. Actividade ALT (U/L) nos diferentes grupos estudados.

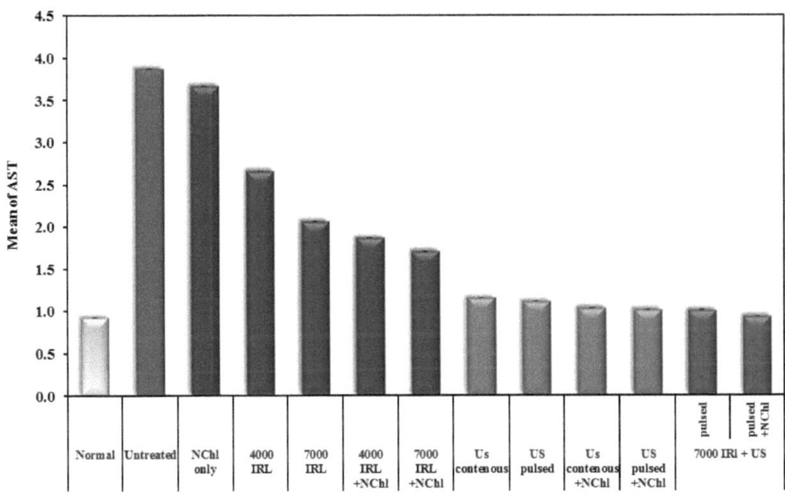

Figura 3.17. Actividade AST (U/L) nos diferentes grupos estudados.

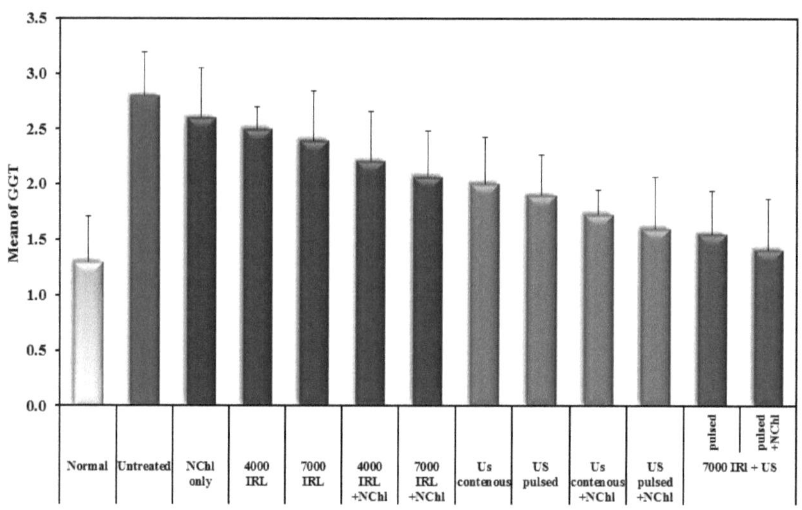

Figura 3.18. Actividade de GGT (U/L) nos diferentes grupos estudados.

3.6. Avaliação Histológica

As figuras 3.19 a 3.30 mostram o exame histológico do tecido tumoral de todos os grupos de ratos estudados. A percentagem média de necrose foi calculada para o total do campo de lâminas examinado. A avaliação histológica revelou que todos os tumores do grupo de ratos portadores de tumores sem trabalho de tratamento como grupo de controlo eram células altamente malignas e os tumores apresentavam 10-14 % de necrose (Figura 3.19). Grupo de ratos portadores de tumores de ratos tratados com (NChl) como sono-fotosensibilizador apenas a percentagem semelhante como apenas grupo EAC devido à inactivação de NChl (Figura 3.20). Grupo de ratos tratados com o grupo IRL, 4000Hz, 7000Hz apenas, mostraram áreas significativas de necrose (40- 55%, respectivamente, Figuras 3.21 & 3.22).

No grupo de ratos com IP injectado (NChl), o local do tumor foi irradiado a 4000Hz, 7000Hz mostraram áreas significativas de necrose (65-75% respectivamente, Figuras 3.23 & 3.24). Grupo de ratos tratados com ultra-sons pulsados ou contínuos com uma densidade de potência de 3W/cm^2 durante 3 minutos mostraram áreas significativas de necrose (55-60%, respectivamente). O grupo de ratos injectados com IP (NChl), depois o local do tumor foi irradiado para ultra-sons pulsados ou contínuos as áreas de necrose (74-79%, respectivamente), quando comparado apenas com o grupo EAC (Figuras 3.25 a 3.28).

Enquanto que no caso de dois grupos combinados, 7000Hz seguido de ultra-som pulsado, e grupo de ratos injectados IP com (NChl), o local do tumor foi irradiado a 7000Hz, seguido de ultra-som pulsado. Grandes focos de áreas de necrose (80-95% respectivamente) estavam presentes, que apareceram distintamente (Figuras 3.29 & 3.30).

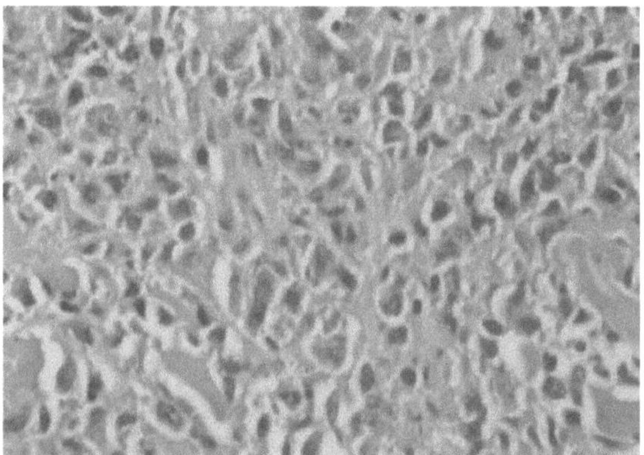

Figura 3.19. Grupo de ratos portadores de tumor sem tratamento como grupo de controlo (H&E x400): [carcinoma mal diferenciado (necrose; 0-5%)].

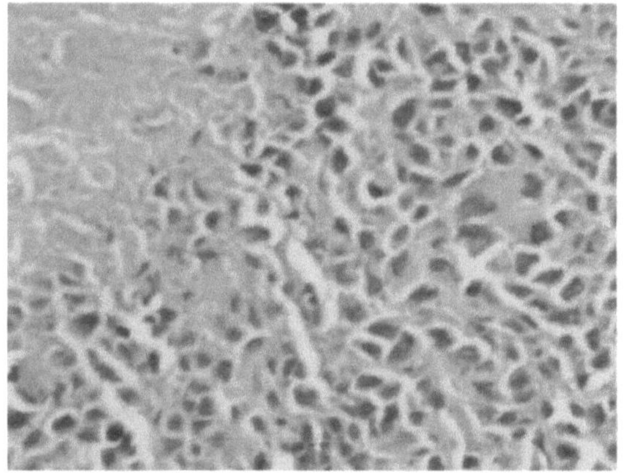

Figura 3.20. Grupo de ratos com tumor tratado com NChl como sendo apenas foto-sensibilizador (H&Ex400): [carcinoma mal diferenciado (necrose;10-14%)].

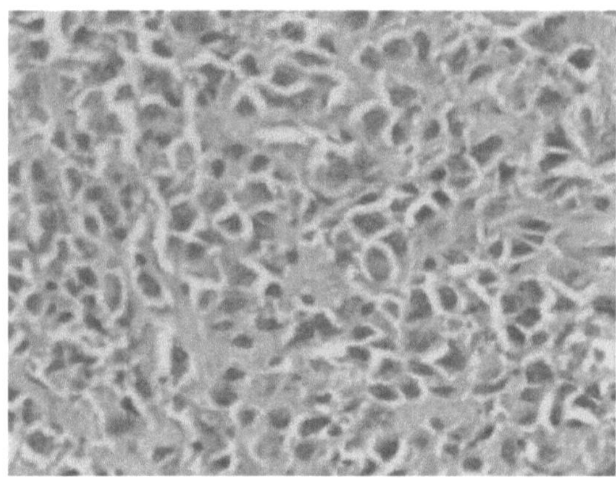

Figura 3.21. Grupo de ratos tratados com 4000 Hz Infra-Red Laser (IRL) durante 3minutos (H&E^x 400): [carcinoma mal diferenciado (necrose;40%)]

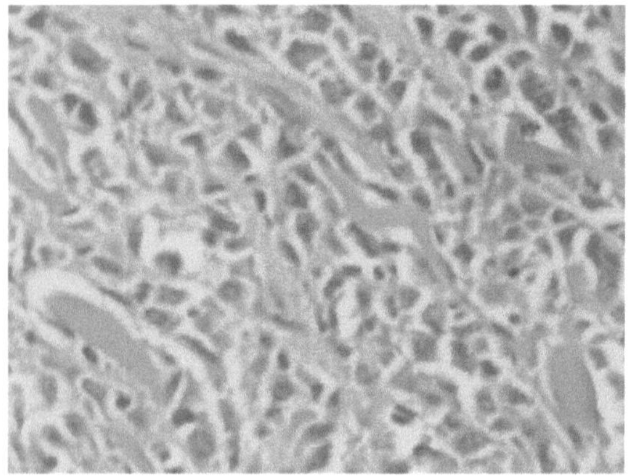

Figura 3.22. Grupo de ratos tratados com o grupo IRL, 7000Hz, durante 3 minutos (H&E^x 400): [Carcinoma mal diferenciado (necrose; 55%)].

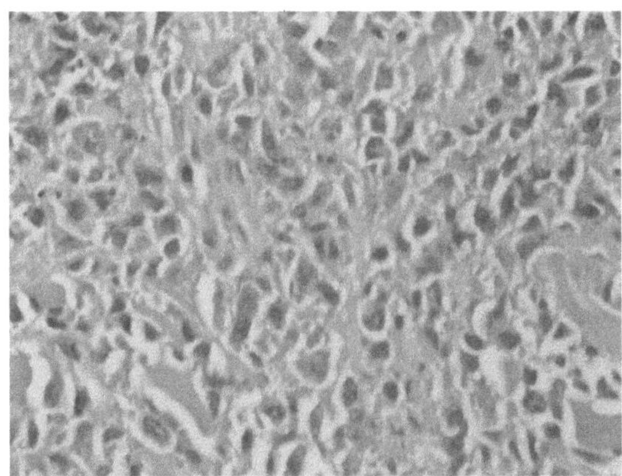

Figura 3.23. Grupo de ratos com IP injectado (NChl), depois o local do tumor foi irradiado para 4000 Hz IRL (H&E×400): [carcinoma mal diferenciado (necrose; 65%)].

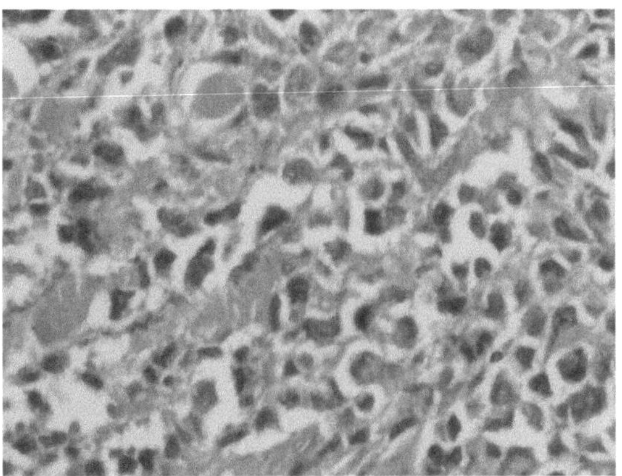

Figura 3.24. Grupo de ratos com IP injectado (NChl), depois o local do tumor foi irradiado para 7000 Hz IRL (H&E×400): [carcinoma mal diferenciado (necrose; 75%)].

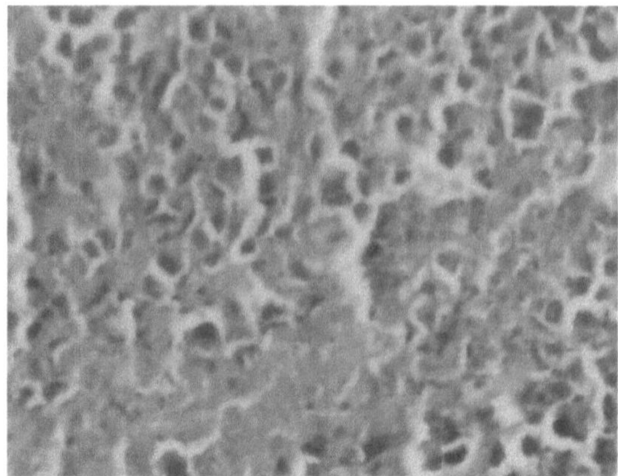

Figura 3.25. Grupo de ratos tratados com ultra-sons pulsados a uma densidade de potência de 3W / cm^2 durante 3 minutos (H&EM00): [carcinoma mal diferenciado (necrose; 55%)].

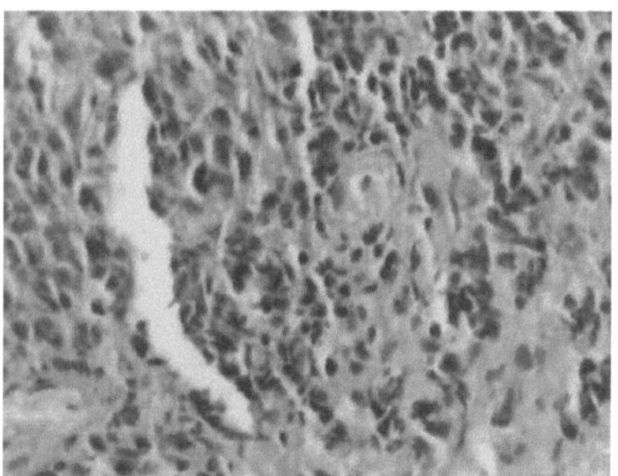

Figura 3.26. Grupo de ratos tratados com ultra-sons contínuos com densidade de potência de 3W / cm^2 durante 3 minutos (1 l&E^x 400): [carcinoma mal diferenciado (necrose; 60%)].

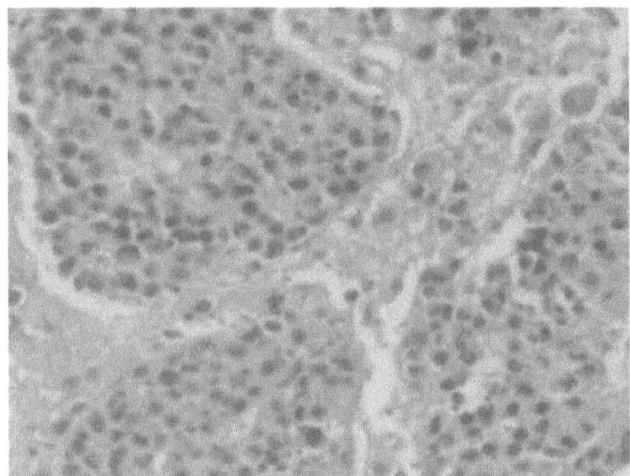

Figura 3.27. Grupo de ratos com IP injectado (NChl), depois o local do tumor foi irradiado para ultra-som pulsado (H&EM00): [carcinoma mal diferenciado (necrose; 74%)].

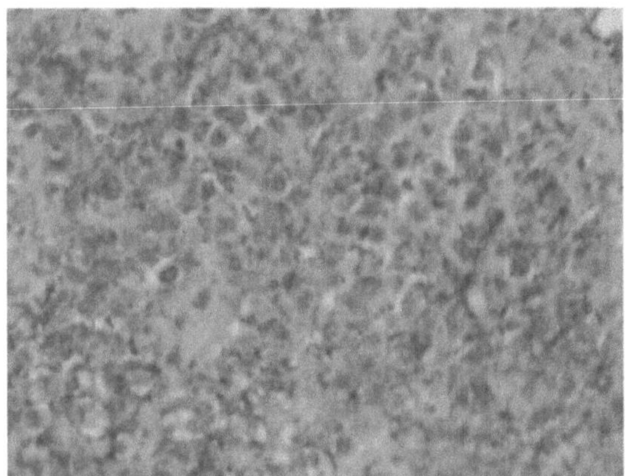

Figura 3.28. Grupo de ratos injectados IP com (NChl), seguido de irradiação do local do tumor com ultra-som contínuo (H&EM00): [carcinoma mal diferenciado (necrose; 79%)].

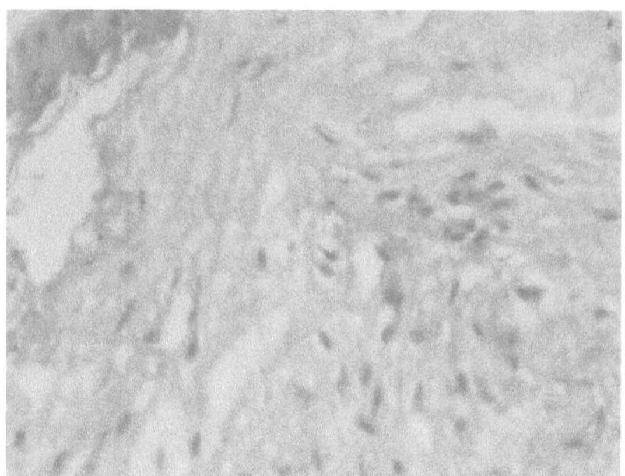

Figura 3.29. Grupo de ratos irradiados a 7000Hz IRL durante 3 minutos, seguido de ultra-som pulsado 3 W durante 3 minutos (H&EM00): [carcinoma mal diferenciado (necrose; 80%)].

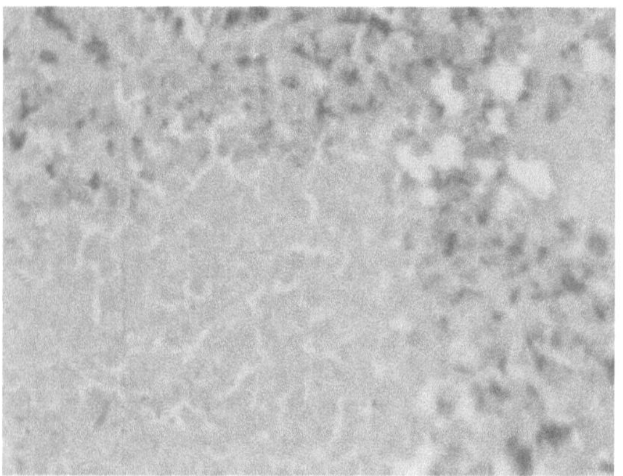

Figura 3.30. Grupo de ratos com IP injectado (NChl). O local do tumor foi irradiado a 7000Hz IRL durante 3 min, seguido de ultra-som pulsado 3W durante 3 minutos (H&Ex400): [carcinoma mal diferenciado (necrose; 95%)].

3.7. Expressão do gene vivo

Amplificação da expressão do gene *vivo* nos tecidos mamários de todos os grupos estudados usando RT-PCR é mostrada na Figura 3.31. Os produtos PCR foram separados por electroforese de gel de agarose a 2%. Os produtos para expressão do gene *vivo* e GADPH estavam a 191 e 530 bp, respectivamente. Lane (a) é o marcador do peso molecular (50 bp DNA ladder). Todas as amostras foram positivas à expressão do gene GADPH, enquanto que as pistas (1-3), pistas (4-6), pistas (7-9), e pistas (10-12) com intensidade diferente; mostraram bandas positivas de expressão do gene *vivo*, grupo EAC canceroso não tratado, grupo EAC canceroso tratado com laser, grupo EAC canceroso tratado com ultra-sons, grupo EAC canceroso tratado com laser e ultra-sons combinados, respectivamente.

Lane

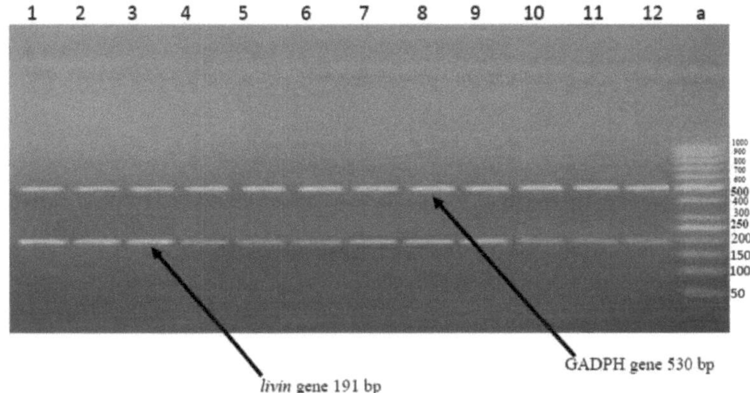

Figura 3.31. Produtos PCR separados por electroforese em gel de agarose a 2%. Os produtos para a expressão dos genes de *vivin* e GADPH estavam a 191 e 530 bp, respectivamente. Lane (a) é o marcador do peso molecular (50 bp DNA ladder). Todas as amostras foram positivas à expressão do gene GADPH, enquanto que as pistas (1-3), pistas (4-6), pistas (7-9), e pistas (10-12) com intensidade diferente; mostraram bandas positivas de expressão do gene *vivo*, grupo EAC canceroso não tratado, grupo EAC canceroso tratado com laser, grupo EAC canceroso tratado com ultra-sons, grupo EAC canceroso tratado com laser e ultra-sons combinados, respectivamente.

4. DISCUSSÃO

O trabalho subjacente foi conduzido com o objectivo de obter resultados mais positivos na utilização do SPDT em combinação com o sono-fotosensibilizador carregado em nanopartículas de óxido de grafite como uma modalidade actualizada de tratamento do cancro para efeitos de cura do carcinoma de ascite de Ehrlich, EAC. Os objectivos gerais do estudo eram preparar a nanofila de óxido fólico conjugado com ácido fólico (FA-NGO-Chl) para uma terapia orientada para o cancro; caracterizar a nanofila de óxido fólico conjugado com ácido fólico preparado (FA-NGO- Chl); e realizar uma terapia sono-fotodinâmica orientada para o cancro utilizando o nanomaterial preparado. Tumor implantado em grupo de ratos, utilizando uma modalidade sonofotodinâmica em combinação com o nano-Chl como droga sensibilizante de sonofoto. Foram utilizadas duas fontes de energia, nomeadamente laser infravermelho e Ultra-som (onda pulsada e contínua.

Os resultados revelaram que o Nano-Chl é um potencial fotossensibilizador e sonossensibilizador para o tratamento fotodinâmico ou sonodinâmico do tecido tumoral da ascite de Ehrlich. O Nano-Chl pode desempenhar papéis importantes na inibição do crescimento tumoral e mesmo na indução da morte celular, que pode ser atribuída ao mecanismo de activação fotográfica ou sono-química. O laser infravermelho em combinação com ultra-sons na presença de nano-Chl tem um potencial efeito antitumoral. A sonocação seguida de irradiação por fotões de luz prova a sua excelente eficácia como terapia anticancerígena. Os resultados sugerem que o óxido de nano-grafeno conjugado com ácido fólico carregado com sono-foto-sensibilizadores (FA-NGO-SPSs) poderia ser utilizado como um novo nanomaterial com grande potencial como sistema eficaz de administração de drogas, visando a terapia sonofotodinâmica (SPDT).

O cancro é uma classe de doenças ou perturbações caracterizada pela divisão descontrolada de células e pela capacidade destas células de invadir outros tecidos, seja pelo crescimento directo em tecidos adjacentes através de invasão ou pela implantação em locais distantes por metástase. Este crescimento não regulado é causado por danos no ADN, resultando em mutações nos genes que codificam as proteínas que controlam a divisão celular. Muitos eventos de mutação podem ser necessários para transformar uma célula normal numa célula maligna. Estas mutações podem ser causadas por químicos ou agentes físicos chamados carcinogénicos, ou por certos vírus que podem inserir o seu ADN no genoma humano. As mutações ocorrem espontaneamente, ou são transmitidas de geração em geração como resultado de mutações na linha germinal.[148]

O cancro pode ser tratado por cirurgia, quimioterapia, radioterapia, imunoterapia, e electro-quimioterapia ou outras modalidades. A escolha do método de tratamento terapêutico depende da localização e grau do tumor e da fase da doença, bem como do estado geral do caso. A remoção completa do cancro sem danificar o resto de outros órgãos ou tecidos é o objectivo do tratamento. Por vezes, isto pode ser conseguido por cirurgia, mas a propensão dos cancros para invadir tecidos adjacentes ou para se espalhar para locais distantes por metástases microscópicas limita frequentemente a sua eficácia. A eficácia da quimioterapia é muitas vezes limitada pela toxicidade a outros tecidos do corpo. A radiação também pode causar danos nos tecidos normais, o que é também um inconveniente geral desta terapia de tratamento do cancro.[149]

A terapia fotodinâmica (PDT), envolve a administração de fármacos fotossensibilizantes e subsequente exposição do tecido à luz. Esta modalidade surgiu como uma nova abordagem clínica para o tratamento de vários tumores e de algumas outras condições não malignas. [150,151] Devido à selectividade da absorção de fármacos[152] e ao controlo do fornecimento de luz, a TDP tem o potencial de induzir citotoxicidade eficaz em tecidos malignos e danos limitados aos tecidos saudáveis circundantes. No entanto, apesar do progresso no desenvolvimento deste método, por vezes surgem recaídas após a terapia[153] , e por conseguinte, a combinação da TDP com outros métodos utilizados para o tratamento do cancro parece ser uma tendência promissora. Um destes métodos, embora estudado até ao presente, é a terapia sonodinâmica (SDT). O SDT foi derivado da terapia fotodinâmica (PDT) em 1989.[154] A PDT, que gera oxigénio citotóxico monotóxico através da activação do fotossensibilizador num comprimento de onda específico, é um procedimento minimamente invasivo com uma promessa crescente no tratamento de doenças malignas e não malignas.[155,156] Uma vez que o ultra-som pode penetrar nos tecidos mais profundamente do que a luz, o SDT é mais fácil de interagir com as células profundamente enterradas nos tecidos do que o PDT.[157] Espécies reactivas de oxigénio (ROS), especialmente o oxigénio mono-t (^{1}O$_2$), é o principal efeito de ambos os métodos terapêuticos para causar danos oxidativos dos componentes celulares.[158,159]

No presente trabalho, foi utilizado um tratamento combinado de fotossensibilizador, terapia fotodinâmica por laser IR e terapia sonodinâmica, com o objectivo de investigar se o laser IR, ultra-som e nano-Chl como fotossensibilizador sozinho ou combinado em conjunto, poderia ser administrado com segurança e proporcionar uma resposta citotoxica tumoral local aumentada.

Recentemente, o MDA é utilizado como marcador de stress oxidativo, o que indica um interesse crescente no estudo do papel desempenhado pela peroxidação lipídica na progressão do cancro. O MDA é aldeído de baixo peso molecular que pode ser produzido a partir do ataque dos radicais livres aos ácidos gordos polinsaturados.[160,161]

A razão provável para o nível elevado de peróxido lipídico sérico no carcinoma da mama pode ser devida a um sistema antioxidante defeituoso que leva à acumulação de peróxidos lipídicos no tecido cancerígeno seguida de libertação na corrente sanguínea.[162] O MDA constitui um produto altamente citotóxico do peróxido de peróxido de peróxido de lípidos altamente citotóxico final. Alega-se que é um inibidor das enzimas protectoras. Assim, pode ter efeitos mutagénicos e cancerígenos.[163]

No nosso estudo, o aumento da peroxidação lipídica foi registado durante a EAC, que se tornou conhecida pela sua carcinogenicidade. Todos os grupos injectados com EAC, têm um aumento significativo nos níveis de MDA, em comparação com os animais do grupo de controlo. A inibição da peroxidação por nano-Chl é principalmente atribuída à eliminação dos radicais livres reactivos envolvidos na peroxidação.[164] Os animais em grupos injectados com nano-Chl como tratamento mostraram níveis significativamente baixos de MDA, em comparação com os animais não tratados com nano-Chl. Isto verifica o papel anti-lipídico peroxidativo da nano-cl através da sua capacidade de procurar a geração de radicais livres.

Com o objectivo de prevenir danos celulares induzidos por ROS, existe muito sistema de defesa antioxidante. O sistema de defesa anti-oxidativo pode procurar ROS que desempenham um papel importante na iniciação da peroxidação lipídica e, portanto, desempenham um papel protector no desenvolvimento do cancro.[165] Este sistema de defesa funciona através de componentes enzimáticos (incluindo SOD, GPx, GST e CAT), e não enzimáticos (principalmente GSH).[166,167] SOD é a etapa principal do mecanismo de defesa do sistema antioxidante contra o stress oxidativo, uma vez que desmonta os aniões superóxidos altamente tóxicos (O^{2-}) a O2 e H2O2. O Gpx e a catalase podem limpar o H2O2 e convertê-lo em subprodutos inofensivos, proporcionando assim protecção contra ROS.[168]

Além disso, GPx tem uma alta potência na eliminação de radicais livres reactivos em resposta ao stress oxidativo e desintoxica peróxidos e hidroperóxidos que levam à oxidação do GSH.[169] Além disso, a GST catalisa a conjugação dos grupos funcionais de tiol de GSH a xenobióticos electrofílicos, levando à eliminação ou conversão do conjugado xenobiótico de GSH.[170] Em tal reacção, o GSH é oxidado em GSSG, que pode ser reduzido a GSH pela GR com o consumo de NADPH.[171] O GSH é o antioxidante não enzimático mais importante nas células de mamíferos.[172] Diz-se que o GSH está envolvido em muitos processos celulares, incluindo a desintoxicação de compostos endógenos e exógenos e protege eficazmente as células contra os efeitos deletérios do stress oxidativo através da eliminação de radicais livres, remoção de H2O2, e supressão da peroxidação lipídica. [173]

No presente estudo, os ratos portadores de EAC mostraram uma diminuição das actividades de antioxidantes (SOD, CAT, GR, GST e TAC) em comparação com os animais de controlo. Os dados actuais são consistentes com os resultados anteriores.[174,175] Pradeep *et al.*[176] relataram que esta diminuição subsequente na defesa antioxidante se deve à diminuição da expressão destes antioxidantes durante os danos da glândula mamária. Por outro lado, há um aumento significativo da protecção antioxidante enzimática e não enzimática nos animais que transportaram a EAC quando tratados com nano-Chl, US e/ou IRL, quando comparados com o grupo de controlo. Este aumento deve-se à capacidade do nano-Chl de prevenir a formação de radicais livres, aumentar a actividade antioxidante endógena para além da sua propriedade de absorção de radicais livres e a redução da formação de lipoperóxido de EAC.[176]

O aumento das actividades das enzimas antioxidantes nos ratos tratados com nano-Chl em comparação com o grupo de controlo indica o seu efeito.[177-186] Neste estudo, foi observada uma correlação negativa estatisticamente significativa entre os níveis médios plasmáticos de MDA e as actividades antioxidantes. O elevado nível de MDA poderia ser explicado por defeito no sistema antioxidante com acumulação de peróxidos lipídicos no tumor, tal como declarado por Kumaraguruparan *et al.*[186] Além disso, Sener *et al.*[187] relataram uma capacidade antioxidante total inferior estatisticamente significativa com níveis de MDA séricos significativamente mais elevados no grupo EAC em comparação com o grupo de controlo.

A creatinina e a ureia são produtos metabólicos que são retirados da circulação pelo rim para evitar a sua acumulação. O aumento do nível sérico destas substâncias é considerado como uma indicação de perda da função renal.[188,189] Os dados deste estudo sugerem que os grupos de ratos implantados com EAC causaram uma perda da função renal em comparação com o grupo normal de ratos, o que é consistente com relatórios anteriores.[190,191] Os biomarcadores da função renal, creatinina e ureia, foram considerados neste estudo. Foi observado no estudo actual que o nano-Chl melhorou os níveis de creatinina e ureia no soro, o que é uma indicação de protecção renal. Isto também confirma o papel protector do nano-Chl contra grupos de ratos implantados com EAC que induziram disfunção renal.

O fígado é um órgão envolvido na biotransformação de drogas e outros hepato-toxicantes. O nível sérico de bilirrubina e as actividades das enzimas hepáticas, ALT, AST, ALP, e GGT, são considerados índices fiáveis de hepatotoxicidade.[192,193] O aumento do soro ALT e AST pode ter resultado de fugas de hepatócitos danificados (lesão hepatocelular).[194] A bilirrubina é encontrada no fígado, bílis, intestinos e células reticuloendoteliais do baço, enquanto a ALP e o GGT estão associados à membrana celular.[195] A bilirrubina sérica e as actividades de ALP e GGT aumentam em condições associadas à lesão hepatobiliar (diminuição da depuração hepática da bilirrubina) e sobreprodução ou fuga de ALP e GGT.[195] Os biomarcadores da função hepática, ALT, AST e GGT, foram considerados neste estudo. Neste estudo, os grupos de ratos implantados com EAC causaram um aumento significativo das actividades séricas de ALT, AST e GGT. ALT e AST estão localizados principalmente no citoplasma e nas mitocôndrias de hepatócitos.[196] Neste estudo, o tratamento com nano-Chl protegido contra o aumento dos níveis séricos de ALT, AST, e GGT, o que é uma indicação de hepato-protecção por nano-Chl. Isto também confirma o papel protector do nano-Chl contra a disfunção hepática.

No presente estudo, o estudo molecular da expressão do gene *vivo* como um diagnóstico molecular e marcadores prognósticos do cancro da mama revelou que havia uma correlação significativamente negativa entre a modalidade de tratamento e a expressão do gene *vivo* na presença de sensibilizador nos grupos tratados, enquanto que uma correlação positiva entre a expressão do gene *vivo* e a progressão do cancro no grupo canceroso não tratado. A expressão do gene vivo significativamente menor em grupos de ratos tratados com sonofototerapia (na presença de sensibilizador) do que aqueles tratados apenas com foto ou sonoterapia (na presença de sensibilizador apenas) seguida de foto ou sonoterapia apenas (na ausência de sensibilizador apenas) enquanto que a expressão mais elevada estava entre os grupos cancerosos não tratados. Os resultados actuais apoiam ainda mais que a detecção molecular da expressão do gene *vivo* usando RT-PCR poderia ser usada como um diagnóstico e prognóstico preditor do cancro da mama e estava de acordo com outros estudos feitos por outros autores.[197-201]

Finalmente, pode concluir-se que o presente estudo abriu novas tendências para a terapia de tratamento do cancro que precisam de ser mais bem verificadas. O estudo deu resultados profundos envolvendo a utilização da modalidade sono-fotodinâmica empregando a exposição a laser infravermelho e ultra-sons com (pulsado e contínuo) em combinação com nano-Chl como sensibilizador sonofoto para o tratamento do tumor de Carcinoma de Ascite Ehrlich implantado em ratos como animal experimental. A possível aplicação da terapia nano-carrier-sono-fotodinâmica como anti-malignidade *in vivo* pode abrir uma nova linha de investigação para a moderna terapia do cancro que precisa de ser mais investigada. O nanomaterial com o seu grande potencial para o fornecimento eficaz de medicamentos pode permitir a viabilidade de uma terapia orientada para o tratamento de doenças que necessita de mais investigação para optimizar e maximizar os benefícios. A terapia com nanomateriais conjugados pode potencialmente proporcionar uma aplicação muito valiosa para amplificar os benefícios da terapia fotodinâmica. A resposta pode ser melhorada utilizando a terapia orientada sonodinâmica para tratar lesões profundas ou múltiplas simultaneamente. É necessária mais investigação para validar esta nova terapia para provar a viabilidade e segurança da aplicação.

5. CONCLUSÃO & RECOMENDAÇÕES

5.1. Conclusão

O trabalho subjacente foi conduzido com o objectivo de curar o tumor carcinoma da ascite de Ehrlich implantado em grupos de ratos, utilizando uma modalidade sonofotodinâmica em combinação com nano-Chl como droga sonofotensibilizadora. Foram utilizadas duas fontes de energia; nomeadamente laser infravermelho a três níveis de frequência (4000 e 7000 Hz) com densidade de potência 16,8 mW/cm^2 e ultra-som (modo de onda pulsada e contínua) com densidade de potência 3 W/cm^2 durante 1 min. Os resultados revelaram o seguinte:

- A injecção do fotossensibilizador (apenas nano-Chl) não tem qualquer efeito sobre o volume do tumor.

- O efeito de expor o tumor ao laser IR como uma terapia fotodinâmica aumentou com o aumento da energia laser resultando na diminuição do volume do tumor, taxa de crescimento do tumor e taxa de inibição. Estes efeitos foram observados quer na utilização exclusiva de laser infravermelho (com as suas duas frequências), quer na presença do nano-Chl.

- A inibição no volume do tumor tem um valor mínimo na utilização de laser IR de 7000 Hz na presença do nano-Chl.

- O efeito da exposição a ondas contínuas de ultra-sons era mais do que isso no caso da utilização de ondas de ultra-sons pulsadas, mas com elevada taxa de mortalidade em ratos como um modelo pequeno. Ocorreram variações semelhantes em caso de utilização de exposição apenas a ultra-sons ou na presença do nano-Chl, com um efeito mínimo na utilização de ultra-sons na presença do nano-Chl.

- O tratamento combinado de laser IR a 7000 Hz e onda de ultra-som pulsada a 3W/cm2 na presença de nano-Chl foi mais eficaz do que apenas o laser IR ou o ultra-som.

- As alterações histopatológicas reflectiam a destruição das células e a necrose.

- No grupo de ratos portadores apenas do tumor, um aumento significativo dos níveis de MDA em comparação com o grupo de controlo de animais. A combinação de terapia fotodinâmica e sonodinâmica nas presenças de nano-Chl diminuiu significativamente os níveis de MDA.

- Em todos os grupos de ratos portadores de Ehrlich, foram observadas actividades reduzidas de antioxidantes enzimáticos (SOD, CAT, GR, GST e TAC) em comparação com o grupo normal.

- Observou-se um aumento significativo da protecção antioxidante enzimática e não enzimática nos grupos sujeitos à combinação de terapia fotodinâmica e sonodinâmica nas presenças de nano-Chl.

• Foi observado que o tratamento com nano-Chl melhorou os níveis de creatinina sérica e ureia, o que é uma indicação de protecção renal. Isto também confirma o papel protector do nano-Chl contra a toxicidade renal. Também o tratamento com nano-Chl protegido contra o aumento dos níveis séricos de ALT, AST, e GGT, o que é uma indicação de hepatoprotecção por nano-Chl. Isto também confirma o papel protector do nano-Chl contra a hepatotoxicidade.

• A avaliação histológica revelou que todos os tumores do grupo de ratos portadores do tumor incluíam células malignas pouco diferenciadas e nenhum dos tumores apresentava necrose. Os tumores excisados de animais que receberam tratamento nano-Chl mostraram áreas significativas de necrose em comparação com os grupos sem sensibilizador.

• No grupo de animais sujeitos à combinação de terapia fotodinâmica e sonodinâmica nas presenças de nano-Chl, surgiram grandes focos distintos de necrose.

Resumidamente, a partir do presente estudo, poder-se-ia concluir que:

• O Nano-Chl é um potencial fotossensibilizador e sonossensibilizador para o tratamento fotodinâmico ou sonodinâmico do tecido tumoral da ascite de Ehrlich.

• O Nano-Chl pode desempenhar papéis importantes na inibição do crescimento tumoral e mesmo na indução da morte celular, que pode ser atribuída ao mecanismo de activação fotográfica ou sono-química.

• O laser infravermelho em combinação com ultra-sons na presença de nano-Chl tem um potencial efeito antitumoral.

• A sonocação seguida de irradiação por fotões de luz prova a sua excelente eficácia como terapia anticancerígena.

• Os resultados sugerem que o nano-Chl conjugado com ácido fólico carregado com sono-fotosensibilizadores (FA-NGO-Chl) poderia ser utilizado como um novo nanomaterial com grande potencial como sistema eficaz de administração de drogas, visando a terapia sono-fotodinâmica (SPDT).

5.2. Recomendações

> O presente estudo abriu novas tendências para a terapia de tratamento do cancro que precisam de ser mais bem verificadas. O estudo deu resultados profundos envolvendo a utilização da modalidade sono-fotodinâmica empregando a exposição a laser infravermelho e ultra-sons com

(pulsado e contínuo) em combinação com nano-Chl como sensibilizador sono-foto para o tratamento do tumor do Carcinoma de Ehrlich Ascites implantado em ratos como um animal experimental.

> É estritamente recomendada a realização de mais protocolos experimentais visando a aplicação segura desta modalidade actualizada em humanos e o registo de outras variações de parâmetros bioquímicos e/ou biofísicos, por exemplo, hemograma, viscosidade sanguínea, agregação de hemácias, morfologia das hemácias, proteína total sérica e biomarcadores tumorais, e outros que possam acompanhar a injecção de nano-Chl como um sono-fotossensibilizador.

> A possível aplicação da terapia nano-transportadora-sono-fotodinâmica como antimalignância *in vivo* pode abrir uma nova linha de investigação para a moderna terapia do cancro que precisa de ser mais investigada.

> O nanomaterial com o seu grande potencial para o fornecimento eficaz de medicamentos pode permitir a viabilidade de uma terapia orientada para o tratamento de doenças que necessita de mais investigação para optimizar e maximizar os benefícios.

> A terapia com nanomateriais conjugados pode potencialmente proporcionar uma aplicação muito valiosa para amplificar os benefícios da terapia fotodinâmica.

> A resposta pode ser melhorada utilizando terapia sonodinâmica direccionada para tratar lesões profundas ou múltiplas simultaneamente.

> É necessária mais investigação para validar esta nova terapia para provar a viabilidade e segurança da aplicação.

6. REFERÊNCIAS

1.   Rei RJ. História natural: a vida de um cancro. In: Biologia do cancro; 3ª ed. King RJ, Robins MW; eds. Longman Essex (pub.), 2006, capítulo 1, pp.9-31.

2.   Santini MT, Rainaldi G, Indovina PL. Apoptose, adesão celular e matriz textracelular no crescimento tridimensional de esferóides tumorais multicelulares. Critério Rev OncolHaematol 2000; 36:75-87.

3.   Plank MJ, Sleeman BD. Angiogénese induzida por tumores: uma Revisão. J Theor Med 2003; 5:137-53.

4.   Schirrmacher V. Metástase do cancro: abordagens experimentais, conceitos teóricos e impactos para estratégias de tratamento. Adv Canc Res 1985; 43:1-73.

5.   Sutherland RM. Interacções celulares e ambientais em micro regiões tumorais: o modelo de esferóides multicelulares. Ciência 1988; 240:177-84.

6.   Sutherland RM. Importância dos metabolitos críticos e das interacções celulares na microbiologia das microrregiões de tumores. Cancro 1986; 58:1668-80.

7.   Folkman J, Hochberg M. Auto-regulação do crescimento em três dimensões. J Exp Med 1973; 138:745-53.

8.   Folkman J. Tumor angiogenesis: implicações terapêuticas. N Engl J Med 1971; 285:1182-6.

9.   Carmeliet P, Jain RK. Angiogénese no cancro e outras doenças. Natureza 2000; 407: 249-57.

10.   Hanahan D, Folkman J. Padrões e mecanismos emergentes do interruptor angiogénico durante a tumourigénese. Célula 1996; 86: 353-64.

11.   Shweiki D, Itin A, Soffer D, Keshet E. O factor de crescimento endotelial vascular induzido pela hipoxia pode mediar a hipoxia iniciada pela angiogénese. Natureza 1992; 359: 843-5.

12.   Muthukkaruppan VR, Kubai L, Auerbach R. Tumor induziu a neovascularização no olho do rato. J Natl Cancer Inst 1982; 69: 699-708.

13.   Paweletz N, Kneirim M. Tumor angiogénese relacionada com o tumor. Critério Rev OncolHaematol1989; 9: 197-242.

14.   Zetter B. Angiogénese e metástase tumoral. Annu Rev Med 1998; 49: 407-24.

15.   Folkman J. The role of angiogenesis in tumor growth.Semin Cancer Biol 1992; 3: 65-71.

16.   Dass CR, Tran TM, Choong PF. Inibidores de Angiogénese e a Necessidade de Terapêutica

Antiangiogénica. J Dent Res 2007; 86: 927-36.

17. McDonald DM, Foss AJ. Células endoteliais de vasos tumorais: anormais mas não ausentes. CancMetast Rev 2000; 19: 109-20.

18. Adatia R, Poggi L, Thompson EW, Gallo RC, Fassina GF, Albini A. Avaliação do potencial angiogénico - a utilização de sobrenadantes celulares AIDS-KS como um modelo in vitro. In: Princípios-chave da angiogénese: Medicina de Tecnologia Científica. Steiner R, Weisz PB, Langer R; eds. BirkhauserVerlag, Basileia (pub.), 1992; pp. 321-6.

19. Saaristo A, Karpanen T, Alitalo K. Mecanismos de angiogénese e a sua utilização na inibição do crescimento tumoral e metástase. Oncogene 2000; 19: 6122-9.

20. Kirsch M, Schackert G, Black PM. Angiogénese, metástase e inibição endógena. J NeuroOncol 2000; 50: 173-80.

21. Liotta LA, Steeg PS, Stelter WG. Metástase e angiogénese do cancro: um desequilíbrio de regulação positiva e negativa. Célula 1991; 64: 327-36.

22. Pozzi A, LeVine WF, Gardner HA. Baixos níveis plasmáticos de matrizmetalloproteinases- 9 permitem o aumento da angiogénese tumoral. Oncogene 2002; 21: 272-81.

23. Moser TL, Stack MS, Wahl ML, Pizzo SV. O mecanismo de acção da angiostatina: pode ensinar novos truques a um cão velho? ThrombHaemostasis 2002; 87: 394-401.

24. McCarthy JB, Furcht LT. Laminina e fibronectina promovem a migração haptotáctica das células de melanoma de rato B16 in vitro. J Cell Biol 1984; 98: 1474-80.

25. Ruoslahti E. Como o cancro se propaga. Sci Am 1996; 275:72-7.

26. Jiang Y, Goldberg ID, Shi YE. Papéis complexos dos inibidores de tecidos demetalloproteinases no cancro. Oncogene 2002; 21: 2245-52.

27. AugstencaCH M, Pena C e Ostman A. Um resumo sobre o papel do microambiente tumoral em cancros gastrointestinais.CancerMicroenviron 2010; 3: 167176.

28. Pietras K, Rubin K, Sjoblom T, Buchdunger E, Sjoquist M, Heldin CH, et al. A inibição da sinalização dos receptores PDGF no estroma tumoral aumenta o efeito antitumoral da quimioterapia. Cancer Res 2002; 62: 5476-84.

29. Considerações clínicas para as vacinas terapêuticas contra o cancro, Orientação para a indústria: U.S. Department of Health and HumanServices, Outubro de 2011, Rockville, MD, USA.

30. Arora A e Scholar EM. Papel dos inibidores da tirosina cinase na terapia do cancro. J Pharmacol ExpTher 2005; 315: 971-79.

31.   Krohner KM e Spitak AF.Cancer educação de enfermagem no hospital comunitário: princípios e prática. OncolNurs Forum 1992; 19: 783-86.

32.   Postiglione I, Chiaviello A e Palumbo G. Melhorar a eficácia da terapia fotodinâmica através da combinação de terapias: estratégias datadas, actuais e vindouras. Cancros 2011; 3: 2597-629.

33.   Jaracz S, Chen J, Kuznetsova LV e Ojima I. Avanços recentes em conjugação de medicamentos anticancerígenos antitumorais. BioorgMedChem 2005; 13: 5043-54.

34.   Ocana A, Pandiella A, Siu LL e Tannock IF. Desenvolvimento pré-clínico de agentes com alvo molecular para o cancro. Nat Rev ClinOncol 2011; 8: 200-9.

35.   Dolmans DE, Fukumura D e Jain RK. Terapia fotodinâmica para o cancro. Nat Rev Cancer 2003; 3: 380-87.

36.   Wilson BC. Terapia fotodinâmica para o cancro: princípios. Can J Gastroenterol 2002; 16: 393-96.

37.   Vrouenraets MB, Visser GW, Snow GB e van Dongen GA. Princípios básicos, aplicações em oncologia e melhoria da seletividade da terapia fotodinâmica. Anticancer Res 2003; 23: 505-22.

38.   Dougherty TJ, Gomer CJ, Henderson BW, Jori G, Kessel D, Korbelik M, et al. Terapia fotodinâmica. J Natl Cancer Inst 1998; 90: 889-905.

39.   Gudgin Dickson EF, Goyan RL, e Pottier RH. Novas direcções em terapia fotodinâmica. Cell MolBiol 2002; 48: 939-54.

40.   Rosenthal I, Sostaric JZ e Riesz P. Terapia sonodinâmica - uma revisão dos efeitos sinérgicos dos fármacos e do ultra-som. Ultrason Sonochem 2004; 11: 349-63.

41.   Henderson B, Busch T e Snyder J. Taxa de fluência como modulador dos mecanismos de PDT. Lasers Surg Med 2006; 30: 15-26.

42.   Agostinis P, Berg K, Cengel KA, Foster TH, Girotti AW, Gollnick SO, Hahn SM, Hamblin MR, Juzeniene A, Kessel D, Korbelik M. Terapia fotodinâmica do cancro: uma actualização. CA: Cancer J Clin 2011; 61: 250-81.

43.   Berg H. Terapia fotodinâmica do tumor e terapia do cancro em várias etapas. Journal of Photochem Photobiol B: Biol 1988; 2: 404-9.

44.   Shibaguchi H, Tsuru H, Kuroki M, Kuroki M. Terapia do cancro sonodinâmico: uma abordagem não invasiva e repetível utilizando ultra-sons de baixa intensidade com um sonossensibilizador. Anticancer Res 2011; 3: 2425-9.

45.   Trendowski M. Usando a Promessa da Terapia Sonodinâmica no Cenário Clínico contra os

Cânceres Difundidos. Chemother Res Practices 2015; 2015: 316015. Publicado online 2015 Ago 25. doi: 10.1155/2015/316015.

46. Rosenthal I, Sostaric JZ, Riesz P. Terapia sonodinâmica - uma revisão dos efeitos sinérgicos dos fármacos e do ultra-som. Ultras Sonochem 2004; 11: 349-63.

47. Yumita N, Umemura SI. Efeito sonodinâmico antitumoral do cloroalumínio tetrasulfonato de ftalocianina sobre o tumor sólido murino. J Pharm Pharmacol 2004; 56: 85-90.

48. Kinoshita M, Hynynen K. Mecanismo de efeito sonodinâmico induzido pela porfirina: possível papel da hipertermia. Rad Res 2006; 165: 299-306.

49. Huang D, Okada K, Komori C, Itoi E, Kawamura K, Suzuki T. Ultra-estrutura de 180 células de sarcoma após irradiação por ultra-sons na presença de sparfloxacin. Anticancer Res 2004; 24: 1553-60.

50. Jensen JA. Um modelo para a propagação e dispersão do ultra-som no tecido. Acoustical Soci Amer J 1991; 89: 182-90.

51. Ziskin MC. Física fundamental do ultra-som e a sua propagação nos tecidos. Radiographics 1993; 13: 705-9.

52. Kondo T, Kano E. Efeito dos radicais livres induzidos pela cavitação ultra-sónica na morte das células. Int J Rad Biol 1988; 54: 475-86.

53. Ashush H, Rozenszajn LA, Blass M, Barda-Saad M, Azimov D, Radnay J, Zipori D, Rosenschein U. Apoptose indução de células leucémicas mielóides humanas por exposição a ultra-sons. Cancer Res 2000; 60: 1014-20.

54. Feril LB, Kondo T. Efeitos biológicos do ultra-som de baixa intensidade: o mecanismo envolvido, e as suas implicações na terapia e na biosegurança do ultra-som. J Rad Res 2004; 45: 479-89.

55. van Geel IP, Oppelaar H, Oussoren YG, Valk V, Der MA, Stewart FA. Eficácia fotossensibilizadora do MTHPC-PDT em comparação com o Photofrin-PDT no tumor do rato RIF1 e pele normal. Int J Cancer 1995; 60: 388-94.

56. Savary JF, Monnier P, Fontolliet C, Mizeret J, Wagnieres G, Braichotte D, van den Bergh H. Terapia fotodinâmica para carcinomas escamosos precoces do esófago, brônquios, e boca com m-tetra (hidroxifenil) cloro. Arquivos Otolaryngology-Head Neck Surg 1997; 123: 162-8.

57. Reuther T, Kuebler AC, Zillmann U, Flechtenmacher C, Sinn H. Comparação da eficiência in vivo da fotofrina II-, mTHPC-, mTHPC-PEG- e mTHPCnPEG- mediada PDT num carcinoma de cabeça e pescoço humano xenografado. Lasers Surg Med 2001; 29: 314-22.

58.   Kennedy J. Ultra-som de alta intensidade focalizado no tratamento de tumores sólidos. Nat Rev Cancer 2005; 5: 321 - 327.

59.   Chen JY, Mak NK, Yow CM, Fung MC, Chiu LC, Leung WN, Cheung NH. As características de ligação e localização intracelular da temoporfina (mTHPC) em células de leucemia mielóide: fototoxicidade e danos mitocondriais. Photochem Photobiol 2000; 72: 541-7.

60.   Leung WN, Sun X, Mak NK, Yow CM. Efeitos fotodinâmicos do mTHPC nas células humanas de adenocarcinoma do cólon: fotocitotoxicidade, localização subcelular e apoptose. Photochem Photobiol 2002; 75: 406-11.

61.   Teiten MH, Bezdetnaya L, Morliere P, Santus R, Guillemin F. Endoplasmic reticulum e Golgi são os locais preferenciais da localização de Foscan® em células tumorais cultivadas. Br J Cancer 2003; 88: 146-52.

62.   Mitra S. Terapia fotodinâmica: mecanismos biofísicos e respostas moleculares. Dissertação de doutoramento, Universidade de Rochester, Nova Iorque, 2004.

63.   Bola DJ, Vernon DI, Brown SB. Nota de Pesquisa: A Alta Fotoactividade do m- THPC em Terapia Fotodinâmica. Retenção invulgarmente forte de m-THPC pela RIF-1 Cells in Culture. Photochem Photobiol 1999; 69: 360-3.

64.   Kennedy JC, Pottier RH. Novas tendências em fotobiologia: protoporfirina IX endógena, um fotossensibilizador clinicamente útil para a terapia fotodinâmica. J Photochem Photobiol B: Biol 1992; 14: 275-92.

65.   Batlle AD. Porfirinas, porfírias, cancro e terapia fotodinâmica - um modelo para a carcinogénese. J Photochem Photobiol B: Biol 1993; 20: 5-22.

66.   Ljubojevic S, Skerlev M. Doenças associadas ao HPV. Clin Dermatol 2014; 32: 22734.

67.   Orenstein A, Kostenich G, Kopolovic Y, Babushkina T, Malik Z. Melhoria dos Danos ALA-PDT por Hipertermia induzida por IR num Modelo de Carcinoma de Cólon. Photochem Photobiol 1999; 69: 703-7.

68.   TJ chave. Frutas e legumes e risco de cancro. Br J Cancer 2011; 104: 6-11.

69.   Dolmans DE, Fukumura D, Jain RK. Terapia fotodinâmica para o cancro. Natureza Rev Cancro 2003; 3: 380-7.

70.   Chen B, Pogue BW, Hoopes PJ, Hasan T. A combinação de regimes de mira vascular e celular aumenta a eficácia da terapia fotodinâmica. Inter J Rad Oncol Biol Phys 2005; 61: 1216-26.

71.   Berns MW, Coffey J, Wile AG. Laser photoradiation therapy of cancer: possible role of

hyperthermia. Lasers Surg Med 1984; 4: 87-92.

72.   Mattiello J, Hetzel F, Vandenheede L. Medições da temperatura do intrator durante a terapia fotodinâmica. Photochem Photobiol 1987; 46: 873-9.

73.   Dougherty TJ. Terapia fotodinâmica. Photochem Photobiol 1993; 58: 895-900.

74.   Bellnier DA, Ho YK, Pandey RK, Missert JR, Dougherty TJ. Distribuição e eliminação de Photofrin II em ratos. Photochem Photobiol 1989; 50: 221-8.

75.   Umemura SI, Yumita N, Nishigaki R, Umemura K. Mecanismo de danos celulares por ultra-som em combinação com hematoporfirina. Japonês J Cancer Res1990; 81: 962-6.

76.   Palumbo G. Terapia fotodinâmica e cancro: uma breve visita turística. Expert Opinion Drug Deliv 2007; 4: 131-48.

77.   Roberts WG, Hasan T. Tumor-secreted vascular permeability factor/ factor de crescimento endotelial vascular influencia a captação do fotossensibilizador. Cancer Res 1993; 53: 153-7.

78.   Rai P, Mallidi S, Zheng X, Rahmanzadeh R, Mir Y, Elrington S, Khurshid A, Hasan T. Desenvolvimento e aplicações de agentes termanostáticos foto-intitulados. Advan Drug Deliv Rev 2010; 62: 1094-124.

79.   Huang Z, Xu H, Meyers AD, Musani AI, Wang L, Tagg R, Barqawi AB, Chen YK. Terapia fotodinâmica para o tratamento de tumores sólidos - potenciais e desafios técnicos. Technol Cancer Res Treat 2008; 7: 309-20.

80.   Schmidt MH, Bajic DM, Reichert KW, Martin TS, Meyer GA, Whelan HT. Diodos de luz como fonte de luz para terapia fotodinâmica intra-operatória. Neurocirurgia 1996; 38: 552-7.

81.   Brancaleon L, Moseley H. Fontes de luz laser e não laser para terapia fotodinâmica. Lasers Med Sci 2002; 17: 173-86.

82.   Yu T, Wang Z, Mason TJ. Uma revisão da investigação sobre as utilizações de ultra-sons de baixo nível na terapia do cancro. Ultras Sonochem 2004; 11: 95-103.

83.   Suzuki N, Okada K, Chida S, Komori C, Shimada Y, Suzuki T. Antitumor efeito de laranja acridina sob irradiação ultra-sónica in vitro. Anticancer Res 2007; 27: 417984.

84.   Ashush H, Rozenszajn LA, Blass M, Barda-Saad M, Azimov D, Radnay J, Zipori D, Rosenschein U. Apoptose indução de células leucémicas mielóides humanas por exposição a ultra-sons. Cancer Res 2000; 60: 1014-20.

85.   Robinson TC, Lele PP. An Analysis of Lesion Development in the Brain and in Plastics by High-Intensity Focused Ultrasound at Low-Megahertz Frequencies. J Acoustical Soci Amer 1972;

51: 1333-51.

86. Carstensen EL, Kelly P, Church CC, Brayman AA, Child SZ, Raeman CH, Schery L. Lysis de eritrócitos por exposição ao ultra-som de CW. Ultras Med Biol 1993; 19: 147-65.

87. Honda H, Zhao QL, Kondo T. Efeitos dos gases dissolvidos e de um agente de contraste de eco sobre a apoptose induzida por ultra-sons e o seu mecanismo através da via mitocondria caspase. Ultras Med Biol 2002; 28: 673-82.

88. Feril LB, Kondo T, Zhao QL, Ogawa R, Tachibana K, Kudo N, Fujimoto S, Nakamura S. Melhoria da apoptose induzida por ultra-sons e lise celular por agentes ecocontraste. Ultras Med Biol 2003; 29: 331-7.

89. Miller MW, Miller DL, Brayman AA. Uma revisão dos bioefeitos in vitro da cavitação inercial ultra-sónica, de uma perspectiva mecanicista. Ultras Med Biol 1996; 22: 1131-54.

90. Feigl T, Volklein B, Iro H, Ell C, Schneider T. Efeitos biofísicos da ultra-sonografia pulsada de alta energia em células humanas. Ultras Med Biol 1996; 22: 1267-75.

91. Fry FJ, Goss SA, Patrick JT. Lesões focais trancrais no cérebro do gato produzidas por ultra-sons. J Neurosurg1981; 54: 659-63.

92. Lele PP. Técnicas ultra-sónicas avançadas para hipertermia tumoral local. Radiol Clin Nor Amer 1989; 27: 559-75.

93. Lynn JG, Putnam TJ. Histologia das lesões cerebrais produzidas por ultra-sons focalizados. Amer J pathol 1944; 20: 637-42.

94. Panchapakesan B. Nanotecnologia: Parte 2 Técnica Minúscula - Potencial Terapêutico Extremamente Importante. Temas de Oncologia 2005; 20: 20-4.

95. Liang YT, Hersam MC. Soluções de grafeno altamente concentradas através de esfoliação de solventes com polímeros e troca iterativa de solventes. J Amer Chem Soci 2010; 132: 17661-3.

96. Chen D, Tang L, Li J. Materiais à base de grafite em electroquímica. Chem Soci Rev 2010; 39: 3157-80.

97. Nayak TR, Andersen H, Makam VS, Khaw C, Bae S, Xu X, et al. Graphene para diferenciação osteogénica controlada e acelerada de células estaminais mesenquimais humanas. ACS Nano 2011; 5: 4670-8.

98. Nair RR, Blake P, Blake JR, Zan R, Anissimova S, Bangert U, et al. Graphene como um suporte condutor transparente para o estudo de moléculas biológicas por microscopia electrónica de transmissão. App Phys Lett 2010; 97: 153102(1-3).

99. Kuila T, Bose S, Khanra P, Mishra AK, Kim NH, Lee JH. Avanços recentes em biossensores baseados em grafismo. Biosen Bioelect 2011; 26: 4637-48.

100. Liu C. Investigação e desenvolvimento de produtos nano-farmacêuticos na China. Nano Biomed Engin 2009; 1: 1-2.

101. Wu R. Avanço e perspectiva da medicina chinesa em nanoescala. Nano Biomedicina e Engenharia 2010; 2: 193-200.

102. Bechet D, Couleaud P, Frochot C, Viriot ML, Guillemin F, Barberi-Heyob M. Nanopartículas como veículos para a entrega de agentes de terapia fotodinâmica. Tendências Biotecnol 2008; 26: 612-21.

103. Wang S, Gao R, Zhou F, Selke M. Nanomateriais e fotossensibilizadores de oxigénio singlet: potenciais aplicações em terapia fotodinâmica. J Mat Chem 2004; 14: 487-93.

104. Sol Y, Chen ZL, Yang XX, Huang P, Zhou XP, Du XX. Nanopartículas magnéticas de quitosano como um sistema de entrega de medicamentos para a terapia fotodinâmica. Nanotecnologia 2009; 20: 135102.

105. Liu Z, Robinson JT, Sun X, Dai H. Óxido nanogénico PEGylated para a entrega de medicamentos contra o cancro insolúveis em água. J Amer Chem Soci 2008; 130: 10876-7.

106. Zhang L, Xia J, Zhao Q, Liu L, Zhang Z. Óxido de grafeno funcional como nanocarrier para carga controlada e entrega orientada de drogas anticancerígenas mistas. Pequeno 2010; 6(4): 537-44.

107. Zhang F, Zheng B, Zhang J, Huang X, Liu H, Guo S, Zhang J. Peroxidase de rábano imobilizada sobre óxido de grafeno: propriedades físicas e aplicações na remoção de compostos fenólicos. J Physical Chem 2010; 114: 8469-73.

108. Yang X, Zhang X, Liu Z, Ma Y, Huang Y, Chen Y. Carga de alta eficiência e libertação controlada de cloridrato de doxorubicina sobre óxido de grafeno. J Physical Chem 2008; 112: 17554-8.

109. Yang K, Zhang S, Zhang G, Sun X, Lee ST, Liu Z. Graphene em ratos: captação ultra-alta de tumores in vivo e terapia fototérmica eficiente. Nano Letters 2010; 10: 331823.

110. Suan LP, Bidin N, Cherng CJ, Hamid A. Terapia baseada na luz sobre a cura de feridas: uma revisão. Física laser 2014; 24: 083001. DOI: 10.1088/1054-660X/24/8/083001.

111. Karu TI, Pyatibrat LV, Kalendo GS, Esenaliev RO. Efeitos da luz monocromática de baixa intensidade e da irradiação laser na adesão de células de HeLa in vitro. Lasers Surg Med 1996; 18: 171-7.

112. Mezghani S, Hammami A, Amri M. Terapia laser de baixo nível: Efeitos sobre a pele envelhecida do rosto humano e viabilidade celular das células Hela expostas à radiação dos EUA. Arch Biol Sci, Belgrado, 2015; 67(1): 25-29.

113. Potter W, Mang T e Dougherty T. A teoria da dosimetria da terapia fotodinâmica: Consequências da foto-destruição do sensibilizante. Photochem Photobiol 1987; 46: 97-101.

114. Welch AJ, Torres JH, Cheong WF. Física laser e interacção laser-tissue. Física laser e interacção laser-tissue. Texas Heart Inst J 1989; 16:141-5.

115. Karu T. Mecanismos primários e secundários da acção da radiação monocromática visível e quase infravermelha nas células. In: A ciência da terapia laser de baixa potência. Gordon and Breach Science, Amesterdão; 1998.

116. McKenzie AL. Física dos processos térmicos na interacção laser-tissue. Physics Med Boil 1990; 35: 1175-9.

117. Chen WR, Adams RL, Higgins AK, Bartels KE, Nordquist RE. Efeitos fototermais em tumores mamários murinos usando verde de indocianina e um laser de diodo de 808 nm: um estudo de eficácia in vivo. Cancer Lett1996; 98: 169-73.

118. Niemz MH, Kasenbacher A, Strassl M, Backer A, Beyertt A, Nickel D, Giesen A. Ablação dentária usando um sistema laser de disco fino de femtossegundo sem CPA. Física Aplicada B: Lasers Optics 2004; 79: 269-71.

119. Nowis D, Makowski M, Stoklosa T, Legat M, Issat T, Gokib J. Mecanismos de danos tumorais directos da terapia fotodinâmica. Acta Biochimica Polonica 2005; 52: 339-52.

120. Chen B, Pogue BW, Hoopes PJ, Hasan T. Mira vascular e celular para terapia fotodinâmica. Crítico Reviews™ em Eukaryotic Gene Expression. 2006; 16: 205-11.

121. Star WM, Marijnissen HP, van den Berg-Blok AE, Versteeg JA, Franken KA, Reinhold HS. Destruição de tumor mamário de rato e microcirculação de tecido normal por fotoradiação derivada de hematoporfirina observada in vivo em câmaras de observação de sanduíches. Cancer Res 1986; 46: 2532-40.

122. Nowis D, Makowski M, Stoklosa T, Legat M, Issat T, Gobib J. Mecanismos de danos tumorais directos da terapia fotodinâmica. Acta Biochimica Polonica 2005; 52: 339-52.

123. Detty MR, Gibson SL, Wagner SJ. Fotossensibilizadores clínicos e pré-clínicos actuais para utilização em terapia fotodinâmica. J Med Chem 2004; 47: 3897-915.

124. Konan YN, Gurny R, Allemann E. Estado da arte na entrega de fotossensibilizadores para terapia fotodinâmica. Journal of Photochemistry and Photobiology B: Biology 2002; 66: 89-106.

125. Henderson BW, Dougherty TJ. Como funciona a terapia fotodinâmica? Photochem Photobiol 1992; 55: 145-57.

126. Hsi RA, Rosenthal DI, Glatstein E. Terapia fotodinâmica no tratamento do cancro. Drogas 1999; 57: 725-34.

127. Moore JV, West CM, Whitehurst C. A biologia da terapia fotodinâmica. Physics Med Biol 1997; 42: 913-7.

128. Moan J, Peng Q. Um esboço da história centenária da PDT. Anticancer Res 2002; 23: 3591-600.

129. Boyle RW, Dolphin D. Estrutura e relações de biodistribuição dos sensibilizadores fotodinâmicos. Photochem Photobiol 1996; 64: 469-85.

130. Foster T, Murant R, Bryant R. Consumo de oxigénio e efeitos de difusão em terapia fotodinâmica. Radiat Res 1991; 126: 296-303.

131. Mohamed MM, Mohamed MA, Fikry NM. Melhoria dos efeitos antitumorais de 5-fluorouracil combinados com ultra-som sobre o tumor de ascite de Ehrlich in vivo. Ultras Med Boil 2003; 29: 1635-43.

132. Paliwal S, Mitragotri S. Cavitação induzida por ultra-sons: aplicações no fornecimento de drogas e genes. Expert Opinion Drug Deliv 2006; 3: 713-26.

133. Dalecki D. Bioefeitos mecânicos da ultra-sonografia. Annu Rev Biomed Eng 2004; 6: 229-48.

134. llubler AW, Osuagwu O. Baterias quânticas digitais: Armazenamento de energia e informação em matrizes de tubos de nanovácuo. Complexidade 2010; 15: 48-55.

135. Taylor R, Coulombe S, Otanicar T, Phelan P, Gunawan A, Lv W, Rosengarten G, et al. Pequenas partículas, grandes impactos: uma revisão das diversas aplicações dos nanofluidos. J Appl Phys 2013; 113: 1-8.

136. Taylor RA, Otanicar T, Rosengarten G. Optimização de filtros ópticos à base de nanofluidos para sistemas PV/T. Leve: Sci Appl 2012; 1: 34-9.

137. Hewakuruppu YL, Dombrovsky LA, Chen C, Timchenko V, Jiang X, Baek S, Taylor RA. Método de "sonda de bomba" plasmónica para estudar nanofluidos semi-transparentes. Appl Optics 2013; 52: 6041-50.

138. Taylor RA, Otanicar TP, Herukerrupu Y, Bremond F, Rosengarten G, Hawkes ER, Jiang X, Coulombe S. Viabilidade dos filtros ópticos à base de nanofluidos. Appl Optics 2013 ; 52: 1413-22.

139. Greulich C, Diendorf J, Simon T, Eggeler G, Epple M, Koller M. "Captação e distribuição

intracelular de nanopartículas de prata em células estaminais mesenquimais humanas". Acta Biomaterialia 2011; 7: 347-54.

140. Buzea C, Pacheco II, Robbie K. "Nanomateriais e nanopartículas: Fontes e toxicidade". Biointerfases 2007; 2: 17-71.

141. Vines T, Faunce T. "Assessing the safety and cost-effectiveness of early nanodrugs". J Law Med 2009; 16: 822-45.

142. Mnyusiwalla M, Anisa D, Abdallah S, Singer S, Peter A. "Atenção à lacuna: ciência e ética na nanotecnologia". Nanotecnologia 2003; 14: 9-13.

143. Akerman ME, Chan WC, Laakkonen P, Bhatia SN, Ruoslahti E.; Chan L, et al. "Nanocrystal targeting in vivo". Proc Nat Acad Sci USA 2002; 99: 12617-21.

144. Hanley C, Thurber A, Hanna C, Punnoose A, Zhang J, Wingett DG, et al. "The Influences of Cell Type and ZnO Nanoparticle Size on Immune Cell Cytotoxicity and Cytokine Induction". Nanoscale Res Lett 2009; 4: 1409-20.

145. GM Whitesides. "Molecular Self-Assembly and Nanochemistry": A Chemical Strategy for the Synthesis of Nanostructures". Ciência 1991; 254: 1312-9.

146. Hummers JrW, Offeman R. Preparação de óxido de grafite. J Am Chem Soc 1958; 80: 1339-44.

147. Johnsson B, Lofas S, Lindquist G. Imobilização de proteínas a uma superfície de ouro carboximetildextran-modificado para análise da interacção biosespecífica em sensores de ressonância plasmonar de superfície. Anal Biochem 1991; 198: 268-77.

148. Vogelstein B, KW. "Genes e caminhos do cancro que eles controlam". Nat Med 2004; 10: 220-5.

149. Murphy GP, Morris LB. e Lange. "Decisão informada: O livro completo do diagnóstico, tratamento e recuperação do cancro" Viking Penguin: the American Cancer Society. 1997.

150. Ackroyd R, kelty C, Brown N, etal. A história da fotodetecção e da terapia fotodinâmica. Photochem Photobiol 2001; 74: 656 - 669.

151. Detty M, Gibson S e Wagner S. Fotossensibilizadores clínicos e pré-clínicos actuais para utilização em terapia fotodinâmica. J Med Chem 2004; 47: 3897 - 915.

152. Dugherty T, Grindey G, Fiel R, et al. Photoradiation therapy. II cura de tumores animais com hematoprofirina e luz. J Natl Cancer Inst 1975; 55: 115 - 21.

153. Mikhailovskaya A, Kaplan M, Brodskij R, et al.Combined Exposure to Electrochemical Lysis

and Photodynamic Therapy.Bulletin of Experimental Biology and Medicine. 2009; 147: 95 - 98.

154. Umemura S, Yumita N, Nishifaki R, et al. Activação sono-química da hematoporfirina: Uma modalidade potencial para o tratamento do cancro. Processo IEEE Ultrason. Symp 1989; 9: 955 - 60.

155. Doughterty T, Gomer C, Henderson B, et al. Terapia fotodinâmica: Revisão. J natle Cancer Inst 1998; 90: 889 - 905.

156. Ortner M. Terapia fotodinâmica para o carcinoma de colângio. J Hepatobiliar Pancreat Surg 2001; 8: 137 -39.

157. Wong T, Tracy E, Oseroff A, et al. A terapia fotodinâmica medeia a perda imediata da resposta celular às citocinas e aos factores de crescimento. Cancer Res 2003; 63: 3812 - 18.

158. Dolmans DE, Fukumura D, Jain RK. Terapia fotodinâmica para o cancro. Nat Rev Cancer 2003; 90: 889 - 905.

159. Rosenthal I. Sostaric J e Riez P. Terapia sonodinâmica - Uma revisão do efeito sinérgico de fármacos e ultra-sons. Ultrason Sonochem 2004; 11: 349 - 63.

160. Rao CSS, Kumari DS. Alterações na peroxidação lipídica do plasma e do sistema antioxidante em mulheres com cancro da mama. Int J de Ciências Básicas e Aplicadas 2012; 1: 42938.

161. Kumaraguruparan R, Subapriya R, Viswanathan P, Nagini S. Peroxidação lipídica tecidual e estado antioxidante em doentes com adenocarcinoma da mama. Clin Chim Acta 2002; 325: 165-70.

162. Ziech D, Franco R, Georgakilas AG, Georgakila S, Malamou-Mitsi V, Schoneveld O, et al. O papel das espécies reactivas de oxigénio e do stress oxidativo na carcinogénese ambiental e no desenvolvimento de biomarcadores. ChemBiol Interact 2010; 188: 334-9.

163. Naser B, Bodinet C, Tegtmeier M, Lindequist U. Thuja occidentalis (Arbor vitae): A Review of its Pharmaceutical, Pharmacological and Clinical Properties. eCAM 2005; 2: 69-78.

164. L0pez-Lâzaro M. Anticâncer e propriedades cancerígenas da curcumina: Considerações para o seu desenvolvimento clínico como agente quimioterápico e quimioterápico preventivo do cancro. Molecular Nutrition & Food Research 2008; 52: S103- S27.

165. Zhang C, Zeng T, Zhao X, Yu L, Zhu Z, Xie K. Efeitos protectores do óleo de alho no hepatocarcinoma induzido pela Nnitrosodietilamina em ratos. Int J Biological Sci 2012; 8: 363-74.

166. Chen B, Ning M, Yang G. Efeito do paeonol na actividade reguladora antioxidante e imunitária em ratos carcinoma hepatocelular. Moléculas 2012; 17: 4672-83.

167. Vâsquez-Garz0n V, Arellanes-Robledo J, Garcia-Román R, Aparicio-Rautista DI, Villa-Trevino S. Inibição de espécies reactivas de oxigénio e lesões pré-neoplásticas por quercetina através de um mecanismo de defesa antioxidante. Free Radic Res 2009; 43: 128-37.

168. Usunomena U, Ademuyiwa A, Tinuade O, Uduenevwo F, Martin O, Okolie N. N-nitrosodimetilamina (NDMA), enzimas de função hepática, parâmetros de função renal e parâmetros de stress oxidativo: Uma revisão. Br J Pharmaco Toxicol 2012; 3: 165-76.

169. Rao G, Rao C, Pushpangadan P, Shirwaikar A. Efeitos Hepatoprotectores da rubiadina, um dos principais constituintes da Rubiacordifolia Linn. J Ethnopharmacol 2006; 103: 484-90.

170. Revathi R, Manju V. Os efeitos da Umbelliferona na peroxidação lipídica e estado antioxidante no carcinoma hepatocelular induzido pela dietilnitrosamina. J Medicina Aguda 2013; 3: 73-82.

171. Wu G, Fang YZ, Yang S, Lupton JR, Turner ND. Metabolismo do glutatião e suas implicações para a saúde. J Nutr 2004; 134: 489-92.

172. Blair IA. Adutores endógenos de glutatião. Curr Drug Metab 2006; 7: 853-72.

173. Ghosh D, Choudhury ST, Ghosh S, Mandal AK, Sarkar S, Ghosh A, et al. Nano capsulated curcumin: Formulação quimiopreventiva oral contra o carcinoma hepatocelular induzido por diethylnitrosamine no rato. Chem Biol Interact 2012; 195: 206-14.

174. Rajeshkumar N, Kuttan R. Inibição de N-nitrosodietilamina induziu hepatocarcinogénese por Picroliv. J Exp Clin Cancer Res 2000; 19: 459-65.

175. Pradeep K, Mohen CV, Gobian K, Karthikeyan S. Silymarin modula o desequilíbrio oxidante-antioxidante durante o stress oxidativo induzido pela dietilnitrosamina em ratos. Eur J Pharmacol 2007; 560: 110-16.

176. Ren W, Qiao Z, Wang H, Zhu L, Zhang L. Flavonóides: agentes anticancerígenos promissores. Med Res Rev 2003; 23:519-34.

177. Bemis D, Capodice J, Gorroochurn P, Katz A, Buttyananti R. Actividade cancerígena anti-prostate de um extracto enriquecido com s-carbolina de Rauwolfiavomitoria. Int J Oncol 2006; 29: 1065-73.

178. Anne A, Grippo KC, Ben R, Bill J, Gurley C. Análise de fitoestrogénicos flavonóides em suplementos alimentares botânicos e contendo efedra. Ann Pharmacother 2007; 41:1375-82.

179. Jiang J, Hu C. Evodiamine: um alcalóide anti-cancerígeno romance de Evodiarutaecarpa. Moléculas 2009; 14: 1852-9.

180. Kabashima H, Miura N, Shimizu M, Shinoda W, Wang X, Wang Z. et al. Impacto preventivo dos alcalóides com efeito anticancerígeno extraídos da erva natural e dos seus derivados. Webmed Central 2010; 1: 1-19.

181. Thoppil R, Bishayee A. Terpenoids como potenciais agentes quimiopreventivos e terapêuticos no cancro do fígado. Mundo J Hepatol 2011; 3: 228-49.

182. Kuno T, Tsukamoto T, Hara A, Tanaka T. Quimioprevenção do cancro através da indução de apoptose por compostos naturais. J Biophys Chem 2012; 3: 156-73.

183. Haghiac M, Walle T. Quercetin induz necrose e apoptose nas células cancerosas orais SCC-9. Nutr Cancer 2005; 53: 220-31.

184. Priyadarsini R, Murugan R, Maitreyi S, Ramalingam K, Karunagaran D, Nagini S. A quercetina flavonóide induz a paragem do ciclo celular e a apoptose mitocondrial em células do cancro do colo do útero humano (HeLa) através da indução p53 e da inibição da NF-jB. Eur J Pharmacol 2010; 649: 84-91.

185. Bishayee K, Ghosh S, Mukherjee A, Sadhukhan R, Mondal JK, Bukhsh AR. A quercetina induz a libertação de citocromo-c e a acumulação de ROS para promover a apoptose e deter o ciclo celular em G2/M, no carcinoma cervical: cascata de sinais e interacção droga-DNA. Cell Prolif 2013; 46:153-63.

186. Kumaraguruparan R, Subapriya R, Kabalimoorthy J, Nagini S. Perfil antioxidante na circulação de pacientes com fibroadenoma e adenocarcinoma da mama. Clin Biochem 2002; 35: 275-9.

187. Sener D, Gonenc A, Akinci M, Torun M. Peroxidação lipídica e estado antioxidante total em doentes com cancro da mama. Cell BiochemFunct 2007; 25: 377-82.

188. Han W, Bonventre J. Marcadores biológicos para a detecção precoce de lesão renal aguda. Currency Opinião Criteria Care 2004; 10: 476-82.

189. George G, Wakasi M, Egoro E. Creatinina e níveis de ureia como marcadores críticos na insuficiência renal em fase terminal. Investigação e Revisão: J Med Heal Sci 2014; 3: 41-4.

190. Paliwal R, Sharma V, Pracheta, Sharma S, Yadav S, Sharma SH. Efeito antinefrotóxico da administração de Moringaoleifera Lam. na melhoria da carcinogénese renal induzida por DMBA em ratos albinos suíços. Biol Med 2011; 3: 27-35.

191. Sharma V, Paliwal R, Janmeda P, Sharma SH. A eficácia reno-protectora das cápsulas de Moringaoleifera sobre enzimas xenobióticas e estado antioxidante contra ratos expostos a 7,12-dimetilbenz[a]antraceno. J Chin Integr Med 2012; 10: 1171-8

192. Boone L, Meyer D, Cusick P, Ennulat D, Bolliger AP, Everds N. Selecção e interpretação de indicadores de patologia clínica de lesão hepática em estudos pré-clínicos. Vet Clin Pathol 2005; 34: 182-8.

193. Singh A, Bhat TK, Sharma OM. Bioquímica clínica de hepatotoxicidade. J Clinic Toxicol 2011; 4: 1-19.

194. Ozer J, Ratner M, Shaw M, Bailey W, Schomaker S. O estado actual dos serumbiomarcadores de hepatotoxicidade. Toxicologia 2008; 245: 194-205.

195. Ramaiah S. Um guia toxicológico para a interpretação diagnóstica de parâmetros bioquímicos hepáticos. Food ChemToxicol 2007; 45: 1551-7.

196. Amacher D. Um guia do toxicologista para biomarcadores de resposta hepática. Hum Exp Toxicol 2002; 21: 253-62.

197. Ashhab Y, Alian A, Polliack A, Panet A, Ben Yehuda D. Duas variantes de emenda de um novo inibidor do gene da apoptose com diferentes propriedades biológicas e padrão de distribuição dos tecidos. FEBS Lett 2001; 495: 56-60.

198. Kasof GM, Gomes BC. Livin, um novo inibidor da apoptose, membro da família das proteínas. J Biol Chem 2001; 276: 3238-46.

199. Agliano AM., Gazzaniga P, Gradilone A, Giuliani L, Gandini O, Silvestri I, et al. Expressão e prognóstico do significado da vida, sobrevivência e outros genes relacionados com a apoptose na progressão do cancro superficial da bexiga. Ann Oncol 2003; 14: 85-90.

200. Wang L, Zhang Q, Liu B, Han M, Shan B. Desafio e promessa: papéis para Viver em Progressão

201. e terapia do cancro. Mol Cancer Ther 2008; 7: 3661-9.

202. Ding ZY, Liu GH, Olsson B, Sun XF. Upregulação do factor anti-apoptótico Livin contribui para a resistência cisplatina nas células cancerosas do cólon. Tumour Biol 2013; 34: 68393.

7. SÍNTESE

A terapia sono-fotodinâmica (SPDT) é uma forma segura, não tóxica e não invasiva de destruir células cancerígenas, bem como de melhorar a função imunológica protectora. Tanto a terapia sonodinâmica (SDT) como a fotodinâmica (PDT) têm sido utilizadas durante anos como processos separados. A terapia fotodinâmica (PDT) envolve três componentes individualmente não tóxicos que são combinados para induzir efeitos celulares e tecidulares. O primeiro componente é uma molécula foto-sensibilizadora que se localiza preferencialmente em certos tipos de células e/ou tecidos. O segundo componente envolve a administração de luz de um comprimento de onda específico. Nenhum destes factores é nocivo por si só, mas na presença de oxigénio. O terceiro componente produz espécies reactivas de oxigénio (ROS), que são agentes citotóxicos que podem inactivar as células tumorais. Esta modalidade de tratamento mostra uma dupla selectividade que é produzida tanto por uma absorção preferencial do fotossensibilizador pelo tecido doente como pela sua capacidade de confinar a activação do fotossensibilizador, restringindo a iluminação a essa área específica.

O presente trabalho visa curar o tumor carcinoma da ascite de Ehrlich implantado em grupo de ratos como um animal experimental utilizando uma modalidade sonofotodinâmica em combinação com o nano-Chl como droga sensibilizante de sonofoto. Foram utilizadas duas fontes de energia: laser infravermelho e ultra-som (modo de onda pulsada e contínua) durante 3 minutos.

Um total de 130 ratos albinos suíços com 60-65 dias de idade, com peso de 20 ± 2,0 g, foram comprados ao Instituto Nacional do Cancro, Universidade do Cairo. Os animais foram alojados em jaulas de plástico e foram mantidos sob luz natural com dieta e água à disposição. Quando o tumor tinha crescido até cerca de 10 mm de diâmetro no 10º dia após a inoculação, o estudo de tratamento foi iniciado. A utilização de animais experimentais no protocolo de estudo foi realizada de acordo com as directrizes éticas do Instituto de Investigação Médica, Universidade de Alexandria (Princípios Orientadores da Investigação Biomédica Envolvendo Animais, 2011).

Grupo I: (30 ratos)

a) **10 ratos:** Controlo sem tumor.

b) **10 ratos:** Ratos portadores de tumores sem tratamento.

c) **10 ratos:** Ratos portadores de tumores tratados apenas com (FA-NGO- CHL).

Grupo II: (20 ratos, grupo irradiado por laser)

d) **10 ratos:** foram expostos a Laser Infravermelho (4000 Hz) durante 3 minutos.

e) **10 ratos:** foram expostos a Laser Infravermelho (7000 Hz) durante 3 minutos.

Grupo III: (20 ratos, grupo de ultra-sons)

a) **10 ratos:** foram expostos a ultra-sons pulsados durante 3 minutos.

b) **10 ratos:** foram expostos a ultra-sons contínuos durante 3 minutos.

Grupo IV: (20 ratos, (FA-NGO- Chl), grupo laser)

Os ratos deste grupo foram injectados intraperitonealmente (IP) com (FA-NGO- Chl), depois o local do tumor será irradiado à luz laser nas mesmas condições do grupo II.

Grupo V: (20 ratos, (FA-NGO- Chl), grupo de ultra-sons)

Os ratos deste grupo foram injectados (IP) com (FA-NGO- Chl), depois foram divididos em 2 subgrupos. O local do tumor foi irradiado para ultra-sons nas mesmas condições do grupo III.

Grupo VI: (20 ratos, grupos de tratamento combinado)

a) **10 ratos:** O local do tumor foi irradiado à luz laser(4000 Hz) durante 3 minutos, seguido de ultra-som contínuo durante 3 minutos.

b) **10 ratos:** Injectados (IP) com (FA-NGO- CHL). O local do tumor foi irradiado à luz laser (7000 Hz) durante 3 min, seguido de ultra-som pulsado durante 3 minutos.

A avaliação dos efeitos do tratamento:

• As dimensões do tumor, por exemplo, o comprimento, a largura e a altura do tumor foram medidas todos os dias usando um calibrador digital de lâmina antes de qualquer modalidade de tratamento. O volume do tumor foi calculado.

• A taxa de inibição da massa tumoral e a taxa de crescimento do volume tumoral também foram calculadas.

• Foram aplicados exames bioquímicos para detectar os níveis séricos de ALT, AST, ureia e creatinina para detectar o efeito da injecção de nano-Chl nas funções hepáticas e renais.

• Foram medidas as actividades de alguns antioxidantes, nomeadamente; actividade glutationa S-transferase (GST), actividade superóxido dismutase (SOD), actividade glutationa redutase (GR), actividade catalase (Cat), actividade antioxidante total (TAC) e malondialdeído (MDA).

• Avaliar as alterações histopatológicas nos tecidos tumorais seguindo os diferentes métodos de tratamento usando Hematoxilina e Eosina (H&E) ao microscópio de luz.

Resultados do estudo:

• A injecção do fotossensibilizador (apenas nano-Chl) não tem qualquer efeito sobre o volume do tumor.

• O efeito de expor o tumor ao laser IR como uma terapia fotodinâmica aumentou com o aumento da energia laser resultando na diminuição do volume do tumor, taxa de crescimento do tumor e taxa de inibição. Estes efeitos foram observados quer na utilização exclusiva de laser infravermelho (com as suas duas frequências), quer na presença do nano-Chl.

• A inibição no volume do tumor tem um valor mínimo na utilização de 7000 Hz IR laser na presença do nano-Chl.

• O efeito da exposição a ondas contínuas de ultra-sons era mais do que isso no caso da utilização de ondas de ultra-sons pulsadas, mas com elevada taxa de mortalidade em ratos como um modelo pequeno. Ocorreram variações semelhantes em caso de utilização de exposição por ultra-sons apenas ou na presença do nano-Chl, com um efeito mínimo na utilização de ultra-sons na presença do nano-Chl.

• O tratamento combinado de laser IR a 7000 Hz e onda de ultra-som pulsada na presença de nano-Chl foi mais eficaz do que apenas o laser IR ou o ultra-som.

• As alterações histopatológicas reflectiram a destruição nas células e a necrose.

• No grupo de ratos portadores apenas do tumor, um aumento significativo dos níveis de MDA em comparação com o grupo de controlo de animais. A combinação de terapia fotodinâmica e sonodinâmica nas presenças de nano-Chl diminuiu significativamente os níveis de MDA.

• Em todos os grupos de ratos portadores de Ehrlich, foram observadas actividades reduzidas de antioxidantes enzimáticos (SOD, CAT, GR, GST e TAC) em comparação com o grupo normal.

• Observou-se um aumento significativo da guarda antioxidante enzimática e não enzimática nos grupos sujeitos à combinação de terapia fotodinâmica e sonodinâmica nas presenças de nano-Chl.

• Foi observado que o tratamento com nano-Chl melhorou os níveis de creatinina sérica e ureia, o que é uma indicação de protecção renal. Isto também confirma o papel protector do nanocloro Chl contra a toxicidade renal. Também o tratamento com nano-Chl protegido contra o aumento dos níveis séricos de ALT, AST, e GGT, o que é uma indicação de hepatoprotecção por nano-Chl. Isto também confirma o papel protector do nano-Chl contra a hepatotoxicidade.

• A avaliação histológica revelou que todos os tumores do grupo de ratos portadores do tumor incluíam células malignas pouco diferenciadas e nenhum dos tumores apresentava necrose. Os tumores excisados de animais que receberam tratamento nano-Chl mostraram áreas significativas de necrose em comparação com os grupos sem sensibilizador.

• No grupo de animais sujeitos à combinação de terapia fotodinâmica e sonodinâmica nas presenças de nano-Chl, surgiram grandes focos distintos de necrose.

• A expressão do gene vivo é significativamente mais baixa em grupos de ratos tratados com sonofototerapia (na presença de sensibilizador) do que naqueles tratados apenas com foto ou sonoterapia (na presença de sensibilizador apenas) seguida de foto ou sonoterapia apenas (na ausência de sensibilizador apenas) enquanto que a expressão mais alta foi entre os grupos cancerosos não tratados.

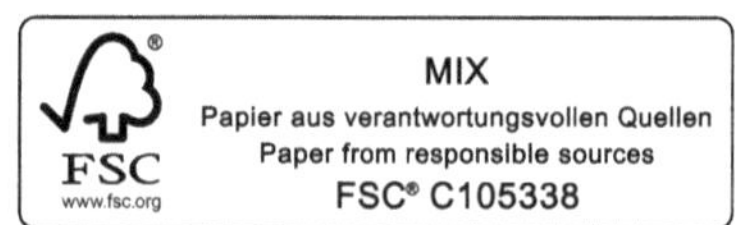

Printed by Books on Demand GmbH, Norderstedt / Germany